人本食氣

重返人類最適飲食及無病生活

Man's Higher Consciousness

希爾頓・赫特瑪 Hilton Hotema 著

白藍 譯

目錄

第2部　飲食面面觀

第3部　呼吸與淨化

第4部　靈性提升與重生

縱使千年以後，本書亦如此刻鮮活……

只要順應宇宙法則而活，

不管怎樣的文字，不管怎樣的方法，從無過時之說。

人類最優飲食選擇：食果

人類最優生活方式：食氣

人類最優飲水：純淨雨水

人類最優居處：空氣純淨的高處

【出版序】

命運始於思考，想法決定了一切

此書一九五二年即已出版，當時書名是《人類遺失的神奇力量》（*Man's Miraculous Unused Powers*），作者是用肯恩．克拉蒙帝（Kenyon Klamonti）的筆名發表的。

書甫出版，很快就銷售一空，再版後又很快售罄。有幾年時間，此書一直買不到。為了滿足廣大讀者的需求，我們只好再版。

在赫特瑪另外一本書《個人力量的古代祕密》（*Ancient Secret of Personal Power*）中，有一些問題尚待解答；而此書揭曉了這些問題的答案。在《個人力量的古代祕密》中，作者這樣寫道：

現在，無線電及電視機接收宇宙訊號，並把全世界的資訊及畫面送到世人面前。人，這個聰明的上帝複製品，已經認為這種科技沒什麼了不起的。但其實，數百萬年以來，上帝，我們人類的偉大始祖，已經製作了接收宇宙訊號的工具，並且覆蓋全地球了。

此書試圖透露，目前人類大腦中的視覺及聽覺（對應於無線電及電視機的機制），為何比不上兩萬年前那樣，可以自如地接收宇宙訊號？古代的了悟者在對上帝、生命及人類的各方面都有所領悟之後，以寓言及故事方式記錄下來。只有對那些通過考驗，值得傳承法脈的人，他們才會揭示其中的真諦。

在一些偉大的教派裡，值得的人被授予上帝的祕密。這些教派被稱為古代密教。他們的入教門檻非常高，後來有些統治者因為層次降到很低，以致無法進入密教會見了悟者，他們一怒之下，決定自行建立一套對抗系統，建立由僕人及奴隸所組成的軍隊，摧毀古代密教的神廟，殺死當時地位在他們之上的了悟者。

摧毀及屠殺的暴行始於西元四世紀，持續了兩個世紀。那真是駭人聽聞、腥風血雨的時代。一億多人慘遭屠殺，連埃及這個兩千年前的光之地，著名的畢達哥拉斯等古代希臘哲學家前往深造的地方，都沒能倖免於難，遭到了滅絕性的大摧毀，後來退化為黑暗之地。

英國作家格拉德．馬西（Gerald Massey）在著作《古代埃及，世界之光》（*Ancient Egypt The Light Of The World*）一書中寫道：

大約有五萬年或更久的時間，地球上的人類，在古埃及人最初始及真正宗教（得自亞特蘭提斯）的指引下，和平共處。然而，後來發生了天翻地覆的大變化。幾千年來，自私、仇恨及貪婪為苦難的人民帶來無以言說的痛苦。曾經照亮全世界的真正的光，曾在古埃及如此閃耀的光，從此黯淡默然。

倖免於難的了悟者遠逃至印度，他們的法脈傳人仍然居住在喜馬拉雅山的一些要塞之地，據說他們的年齡從五百歲到一千五百歲不等。從那裡的源頭，流淌出古代智慧的涓涓細流，而赫特瑪在他的多部著作中都提到了這些古代智慧。

身為出版商，我們無權對此書呈現的假說及觀點加以評論。赫特瑪寫書是為了驅散黑暗，發人之深思；聖杯三騎士之一的珀西瓦爾（Percival）曾說：「命運始於思考。」而思考這個過程對文明機制來說卻是危險的，因為所謂的文明機制不過是透過高超的洗腦術及頭腦操縱術來控制大眾而已。幾年前，很多人反對赫特瑪的某些觀點，但是，自從他們開始認真思考以後，現在已經發現當初的謬誤之處，並成為赫特瑪最堅實的支持者。

本書中的一些陳述其實都是老生常談，包括一些科學發現、人與上帝相關的已知事實，以及對被發現及破譯的古代教義的一些引用。此外，本書中也經常引用亞歷克斯・卡雷爾（Alexis Carrel）在《人，未解之謎》（*Man, The Unknown*）一書所寫的珍貴語句。

卡雷爾和喬治・拉霍夫斯基（Geroges Lakhovsky）是二十世紀研究生命和生存方面最偉大的兩個科學家，但他們也難免受到醫療訓練所誤導，偶爾會走岔路。

卡雷爾研究人體，而拉霍夫斯基則研究人體生命力的來源。前者表明，人體細胞是不朽的；後者表明，生命力是生命氣息（呼吸）在細胞正負極上所產生的作用。

拉霍夫斯基指出，要是細胞的兩極被嚴重侵蝕，就無法回應生命氣息（呼吸）產生的電磁信號，細胞會因為振動頻率低於正常生命水準而失去作用。這種狀態被定義為死亡。雖然他並未使用這些詞語，但言下之意確實如此。

在美國人嘗試將拉霍夫斯基的偉大著作《生命奧祕》（*The Secret of Life*）翻譯成英文時，醫學界曾經插手反對。雖然最後成功推出英文版，但發行量很少，很難買得到。我們付出相當大的代價，才從國會圖書館獲得了一份影印本。

卡雷爾在他的著作裡提到，他非常驚訝地發現，關於人體和它的功能，我們所知甚少，所以他將自己的書取名為《人，未解之謎》。他指出，關於生命及生存的醫學著作裡，多數理論其實都是錯誤的。他還說：醫學鼓吹的「幼稚的物理—化學概念」必須堅決拋棄。卡雷爾的卓越天分備受矚目，獲邀出任紐約洛克菲勒醫學研究所（Rockefeller Institute of Medical Research）的一員，從一九〇六年到一九三九年一直都在那裡工作。一九一二年，他憑藉在體內縫合血管及器官移植的成就，獲得了諾貝爾醫學獎。

關於《人，未解之謎》這本書之所以引人注目，主要原因有兩個：其一，卡雷爾本人在醫學上的非凡地位；其二，書中揭露了許多荒誕的醫學主張，以及反常的醫學理論。我們建議所有對醫學、醫生仍懷有莫名信心的人，都應該讀讀這本書。

健康研究出版社（Health Research Books）謹識

【推薦序】
現代人類，是食氣者的退化後代

不管人們對希爾頓．赫特瑪《人本食氣》這本書的評價如何，有一點是毋庸置疑的——他為那些尋找人類真相的人提供了所需要的訊息，而且這些訊息已經、正在、而且即將影響更多這樣的人。他的書把我們已經遺忘的與人類有關的古代科學，重新展現在我們面前。

你會看到，本書作者在自序一開頭就強調（也是最重要的一點）：「瞭解身體的簡單需求，並做到自然自如」，那麼你就會比多數人長壽。

赫特瑪寫這本書時，做過大量的調查研究及蒐集了大量資料，書中所含訊息意義重大。事實上，這對一位作家來講，並沒有那麼不尋常，真正不尋常的是，赫特瑪在書中所要闡述的觀點。

他很有勇氣，敢於真實描述並解釋人體各個部位及其功能，絕不盲從主流科學。他直覺地知道，那些解釋食物及人體器官的科學有多麼荒謬，而這類科學正在不斷產生錯誤的論斷及信念。

赫特瑪詳細闡釋了他的發現，並用很多科學真相加以佐證，而且敢於以完全不同的觀點、理解及信念來公開闡明——這使得本書無比珍貴，也使它三度暢銷一空。他把大眾的視角引向一個新的領域，而這個領域一度被掩蓋。

同時，赫特瑪的訊息闡釋得簡單明瞭，甚至連小學生都能讀懂。無非就是關於人類的基本知識，人類是如何長養身體，並自然活上千年之久的。即使孩童閱讀本書，也會理解並從中受益，這是肯定的。

他所提供的訊息讓我們的認知有了一個大躍進，那就是：人並非由飲食所滋養，所謂的「食物」其實是一種毒藥；而人之所以非得吃東西，只是因為對食物上癮。在一個人的有生之年，這種毒藥會一直毒害著他的身體，直到身體承受不住，徹底崩潰、退化並分解。這就是人如何用「食物」殺死自己的過程。

本書字裡行間一直在告訴讀者兩大重點：其一是飲食「並非先天」，其二是現代人類是「食氣者的退化後代」——我們遠古的祖先只以空氣維生。

赫特瑪傳達的訊息看起來如此奇特、令人震撼，同時又那麼真實，是研究食物、人體器官及其功能等領域的人及試驗者必須參考的重要依據。值得一提的是，赫特瑪六十多年前寫的內容，目前讀來依然鮮活如初。比如，食品危機、環境污染、現代醫學對健康的摧殘、人類各種不良習性等等。實際上，今天的情況甚至更為糟糕，這印證了他的另一個論斷，人類文明完全是在自尋死路。

讀完此書的讀者將會看到，赫特瑪提供的訊息——即使在六十年之後——依然不可多得，依然比正統科學遠勝一籌。他的訊息是，人體是由空氣滋養的，並由宇宙射線賦予能量。假如他現在來寫這本書，可能會站在更高的角度，也就是，人體不過是真我的幻象，並由人的意志（神）賦予能量。

《人本食氣》為《魏鼎看辟穀禁食》做了很好的鋪墊，赫特瑪提供理論基礎，而我則告訴大家如何切實實踐，以回歸到人類的本來狀態——食氣。

假如你確實想改善健康狀況，最好讀讀赫特瑪的這本書，來瞭解一些基本真相。你會和我有相同的感受——我敢肯定——接收此書所蘊含的訊息並加以實踐，會給你帶來很多好處。所以，趕快開始閱讀受益吧。

魏鼎（Joachim M Werdin）

二〇一四年十月二十九日

◎魏鼎，波蘭食氣者，《魏鼎看辟穀禁食》、《原來，我還可以這樣活》的作者。

【自序】

人人都可訂製一個健康又長壽的人生

生命是上帝賦予肉體人類一件最偉大的禮物，多數人其實本應活得更久。想長壽也很簡單，瞭解身體的簡單需求，並做到自然自如即可。這些在我的另一本書《佛羅里達的長壽生活》（*Long Life in Florida*）中都有提到。

現在有些人也能活到一百二十歲、一百五十歲、二百歲，甚至更久。只要有人能做到，那麼代表其他千百萬人也能做到。佛羅里達的查理．史密斯（Charlie Smith）一百一十九歲，依然精力充沛，他說他還能活更久。一九四三年，印裔的瑟威艾特（Santiago Surviate）在亞利桑那州過世，享年一百三十五歲；一九三六年，土耳其人左拉．艾格哈（Zora Agha）享年一百六十二歲；一九二一年，墨西哥人喬斯．卡維里歐（Jose Calverio）享年一百八十五歲；一七九五年，英國人湯瑪斯．卡恩（Thomas Carn）享年二百零七歲；一九三三年，中國人李青雲享年二百五十六歲；一五六六年，印度人紐姆斯．庫格納（Numes De

Cugna）享年三百七十歲（他自然換牙四次，頭髮也自然由黑變灰四次）。

一八八八年十二月，弗蕾德．米勒（Fred Miller）才兩歲，她的媽媽在巴爾的摩的住家附近，發現了一隻快凍僵的小烏龜，就把牠帶回家養，取名「佩蒂」。現在這隻烏龜應該有一百多歲了，仍活得好好的，而且沒有一點衰老的跡象。

萬物都由同樣的上帝法則所掌控，但不見得都能好好遵循。但只要能奉行這些法則，都能活得長久，活到應有的天定壽命。

那麼，為何有些人年紀輕輕就死了呢？為什麼醫院裡都是滿滿的病患呢？相反的，也有人很少生病，活得健康又長壽，甚至是一般人壽命的三至十倍。原因不一而足，但很多原因都被掩蓋，普通人根本無從得知。

從邏輯上來講，智慧最高的生物，理應是最能遵循上帝法則生活的；但實際上卻恰恰相反，智慧越高的生物反倒是離道（法則）最遠的，而那小小的、窄窄的道恰是引到永生的（《馬太福音》第七章第十三及十四節：「你們要進窄門。因為引到滅亡，那門是寬的，路是大的，進去的人也多；引到永生，那門是窄的，路是小的，找著的人也少。」）

大部分所謂的保健作家，其實都不長壽，不比他們的讀者活得長。而有些人，卻能活上一百二十歲，但卻說不出自己為何能活這麼大年紀。就像戴夢德（Captain Diamond）活了一百二十歲，一百零八歲的他寫了一本關於長壽的書，書中還分享了他的每日食譜。立意不錯，但那不是長壽的根本原因，所以我們並不積極推薦。

以科學角度來看長壽，意味著我們必須瞭解身體的需求，並給予滿足。禁食體驗的結果顯示，活著就是呼吸。只要我們還在呼吸，就死不了——呼吸停止，生命才會終結。

呼吸是身體的基本功能，幾個星期不吃，幾天不喝，我們都還能活下去，但要是停止呼吸幾分鐘，我們就會死掉。然而，醫學界最常忽略這一點。怎麼會這樣呢？首先，那是由於無知；其次，科學聲稱人必須吃東西才能活下去；第三，目前尚未有人發現把空氣及呼吸商業化的方法。

六十年前，我就已經察覺到這種令人沮喪的狀況。六十年前，我決定開始研究如何能夠活得健康、長壽，於是自行研究身體與生命的呼吸之道。

當你看到下面這段話，第一個寶貴的建議就誕生了：「假如我們能夠讓血液保持在正常狀況及正常循環，想生病都很難。血液是肉體的生命，只有血液循環暢行全身，我們才能好好活著。」以上摘錄自伯納爾．麥克法登（Bernarr Macfadden）的著作《活力至上》（*Vitality Supreme*）。

然後我們又有一個驚人發現：血液是由氣體構成的。空氣中的氣體構成了血液的全部成分。我們知道，水是氫和氧的結合，我們喝水時，其實是喝液態的氣體。同樣的，血液也是液態的氣體。所有東西一加熱，都可以轉化為氣體。地球本身就是由厚厚的氣體所構成，而這些氣體就是萬物之源，萬物之本始。

我們都聽說過沼氣、鬼火或磷火，這種火樣的元素就是所有飲食的生命之氣。那種生命之氣，就是身體從攝取的食物中所要獲取的。血液，就是來自那種生命之氣。

這是第一堂寶貴的營養學課程。科學家談起蛋白質、碳水化合物、核酸、脂肪等等，好似非常博學，但其實愚蠢得很。他們忽視了這樣一個事實，牛、大象、馬及駝鹿只吃草、綠葉，但每天都健康無病。

第二堂營養課是，不要加熱食物，否則會把寶貴的、易揮發的氣體逼出來，而我們的身體恰恰需要這些氣體來製造它所需要的血液及其他物質，包括以上提及的所有元素。

我們的身體只需要生命之氣，其餘都是無用的垃圾，最後只會形成糞便，排出體外。因此，人吃進去的大部分食物，其實都會隨著排泄系統排出。

既然氣體是身體用來製造血液、骨肉的唯一來源，那麼好好想想血液、骨肉目前的情況吧。它們都是由充斥於現代文明空氣中的有毒氣體滋養著，所以在現代文明中，健康罕有、不常見。假如藥劑師去化驗我們所呼吸的空氣，出具化驗報告，我們將會非常震驚地得知，生活在受污染的環境中，身體必須承受的各種毒素數量有多麼驚人。

這個議題如此廣博、如此重要，需要寫厚厚的一本書才能夠充分探討。但是，本書提到的，已經足夠讓一個會思考的人對於所呼吸的空氣多加留意，尤其是住家的臥房空氣品質。

密閉的臥室會使得空氣不流通，污染更加嚴重。

事實上，人之所以容易在睡眠中死亡，原因之一就是臥室裡污染的、不流通的空氣。它們會麻痺大腦的呼吸中心，然後人就會停止呼吸。

不流通的空氣會發臭，像一潭死水。要保持家中及臥室內的空氣流通，使用電風扇保持通風是一個方法。假如臥室裡開著電風扇，很少有人會在睡眠中死去。

一個聰明的、沒有偏見的人，假如他能夠思考，而且確實會去認真思考，那麼此書包含的資訊對他來說，可能並不難理解。但是，恰恰是這些最基本的簡單事實，總是很難被世人接受。因為這些事實太簡單了，簡單到令人難以置信。

【譯者序】
不急，食氣可以慢慢來

機緣巧合，我翻譯了波蘭食氣者魏鼎的書——《魏鼎看辟穀斷食》（*Life Style Without Food*）。此書的熱銷一度出乎我的意料之外，還在台灣正式出版，繁體中文版書名改為《原來，我還可以這樣活》。這對於新晉出版界的我是一種莫大的鼓舞，同時也為本書的出版埋下伏筆。

二〇一〇年十二月我完成辟穀書的翻譯後，魏鼎又推薦我翻譯這本書。但因為原文書名《*Man's Higher Consciousness*》，讓我錯以為是一本很枯燥的哲學書，沒有向魏鼎求證，更不打算翻譯，就這樣兩年多過去了。

二〇一三年二月我做了為期二十一天的閉關斷食，以下是第十三天的閉關日記摘錄：

在太陽下靜坐初期的排毒，又讓我犯困了。今天只是喝水，感覺身體沒有任何負擔，頭腦很清醒，就是稍微有點力氣不足，應該是頭腦作祟。

接著頭腦中突然生起個意念，讓我翻譯魏鼎推薦的這本書。我心生奇怪，要知道已經兩年過去了，我差不多把這事忘了。不過靜坐後，我發覺提不起勁翻譯，因為我連作者都忘了，書名也只能記個大概，況且我也不知道這本書到底好不好、有沒有吸引力等等。

在我對翻譯本書抱持否定看法後，就決定放棄不翻了。沒想到一打開電腦，隨意選了一個食氣者的視頻來看——我有很多食氣者的視頻——結果立刻出現了 *Man's Higher Consciousness* 的介紹，書中關於食氣重要觀點的介紹一下就吸引了我。這讓我大大吃驚，難道是在提醒我一定要翻譯這本書嗎？我試著給魏鼎發郵件，詢問他有沒有這本原文書。他很快就發來了電子版。這次我好像沒有理由拒絕了。所以，本書的翻譯已經確實地排定在我二〇一三年的工作計畫中。

當時腦海裡出現了一首詩，我也記錄了下來：

不急，慢慢來
不急
慢慢來

你看
太陽也不急
月亮也不急
你為什麼這麼急呢
有的是時間
一切都在她的掌控之中

現在看來，這是給我的一種安慰，拖延了兩年的翻譯，也許是注定的。在對的時間，遇見對的人，做對的事，一切都是無漏的安排。在此我要鄭重感謝在翻譯過程中協助我打字、校對的眾多朋友，其中包括我的大學教授曉紅、靈透小女生夢瑤（目前在澳洲留學）、敏嵐、天使愛美麗（本書作者的粉絲）、本書譯稿第一個讀者「食氣者」玉溪，以及其他直接或間接提供各種幫助的朋友。其中敏嵐為靈性藝術畫家，對本書提出中肯意見，協助完成本書的完美編輯，甚至還為本書的簡體字版設計唯美封面，雖未獲採納，她的愛心令我銘記並深深感動。

在翻譯本書的過程中，我對健康的認知再一次發生了天翻地覆的改變。本書讓我徹底區分食肉、食素、食生、食果的區別，以及各自的利弊。盡揭健康真相，徹底讓我明白，本來不食人間煙火的人類是如何被催眠成滿身毒素、疾病纏身的凡夫。人類，一直都是食氣者，也一直以宇宙輻射能量維生，所有的飲食都只會削弱人的能量而已。很多深具慧眼的人也已經意識到這一點，一步步走向回歸之路。走在回歸路上的人們，還有什麼疑問的話，打開本書一探究竟吧。

我尤其喜歡作者描述的水車實驗。流水推動水車，水車轉動，磨坊才能開始磨麵。我們的身體恰如水車。你往水車上澆泥漿，肯定沒有清水轉動水車來得快；就像人如果是汁食者，身心靈肯定比吃固體食物時更為純淨。假如人身與宇宙能量溝通良好，恰如水車即使沒有流水推動，但由自然的風推動水車運轉，不必再借用外力、外食，身體依然能夠運轉良好，而且會處於完美狀態。其實我們都清楚，人體的腸胃結構比水車要複雜得多，其中有很多的U形管狀結構。「欲得長生，腸中常清」，我們自然不想腸胃被各種固體食物淤堵，也不想被食物產生的各種毒素毒害，如此一來，適合人體的食物你便一目了然了：水果汁液及空氣中的宇宙能量。所以，食果及食氣便是人類的最佳選擇。也許你覺得離這個目標太遠，但沒有關係，慢慢來。首先，我們要在思想上認知到這一點，才有可能改變，不是嗎？

人應當正視現代都市中的霧霾，尋求驅散霧霾之道，因為在重重的霧霾之下要尋求健康，幾乎是緣木求魚。人依山而居乃為仙，純淨的空氣對健康和靈性如斯重要，所以我就搬到了一處山中靜修小院，本書的後期翻譯與製作都是在這靈山中完成的。這裡的天，通透的藍；雲，純淨的白。假如天能倒轉，我必以白雲為伴，在藍空裡暢遊了。

下面以一首詩來表達對這本書的讚歎：「**真理浮出日，大地重抖擻。娑婆變伊甸，天堂人間走。**」

白藍

二〇一四年九月三十日

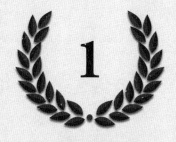

1

人本食氣

誠實的調查及批評通向光與自由，

而各種形式的壓制，只會引向黑暗及奴役。

你之所以認為黑暗時代已經過去，

是因為你還在沉睡。

醒來吧！

事實上，你鼓吹的自由及悟道大都只是幻想而已。

從沒有得到過的，又何來失去呢？

第1章　最初食氣的巨人

整體來說，生物科學，尤其是人類這一塊，沒什麼太大進步……我們只瞭解了我們自身的某些方面，並沒有把人當成整體來看。我們所瞭解的人，是由各個不同的部分構成；甚至這些部分，也是用我們的方法創建出來的。

——卡雷爾，《人，未解之謎》（Alexis Carrel, *Man, The Unknown*）

關於人類的所有討論，包括生長環境，以及那些自然又貌似正當的習慣，都必須要面對這樣一個事實：正如卡雷爾在書中所斷言的，我們沒有人類的科學；我們手邊的可靠資訊極少，無法指引我們穿越荒野與迷惑，而這些荒野與迷惑是由諸多作家創造出來的，他們對於一個幾乎不存在的主題（只有模糊的理論及推斷），竟然努力地想提出自己的觀點、進行評論，並呈現結論。

卡雷爾說，現代科學只是瞭解了人的某些方面。到底他所說的「這些方面」是指哪些？我們怎麼知道這些方面是事實或猜想？假如現代科學不把人當成一個整體來理解的話，那麼究竟它理解了哪些部分，又忽略了哪些部分？我們怎麼知道所理解的部分是正確的判斷，還是錯誤的判斷呢？

假如我們所理解的「人」，是由各個不同的部分構成，而這些部分甚至也是用我們自己的方法創建出來的，那麼我們如何知道，這些創建的部分是對人類本質的真實描述，或只是進化論者想像的產物呢？

現代科學已經承認對現代人類所知甚少，我們也就沒有理由相信，現代科學對於生活在遠古的人類能有徹底的瞭解；而現存資料也找不到什麼可靠證據，來指引我們正確地描述遠古的人類，或他們身體的任一部分，或任一習性，或其生活環境。

夏娃偷吃蘋果後，人類就開始退化了

柏恩阿南．巴拉提（Premanand Bharati）在《克里希納》（*Srei Krishna*）一書稱，這是前三個時代的第二十八個神聖輪迴，即黃金時代、白銀時代和青銅時代已經過去了，我們現在處於第四個時代——伽梨時代或黑鐵（黑暗）時代——的早期。

每一個神聖循環包括一萬兩千個神聖年，而每個神聖年相當於人類的三百六十年。因此，一萬兩千個神聖年乘以三百六十，就是我們人類的四百三十二萬年，即一個神聖循環的時間長度。因為這是第二十八個神聖年，也就是總共經過了一億兩千零九十六萬年的人間歲月。印度經典也稱，大洪水發生時，人類已經在地球上生活了四百萬年。

巴拉提說：「**黃金時代的人幾乎不需要什麼物質營養，他們幾乎不吃東西，只吃水果、喝水——而且兩次進食之間的間隔很長。**」

一些生理學家認為，地球上的人類幾乎把四分之三的時間都用到從食氣到過食的退化上，而且是以滿足身體功能及需求的轉變來完成的。當人體自我調整，以適應面對的新情況及新做法時，這種轉變就會發生。這個轉變過程（如此漫長），就好像把食氣狀態放回到遙遠的時間黑夜中，我們幾乎找不到證據證明它曾存在過。而我們現在認識到的是，透過禁食，人體會重獲健康，甚至還有變年輕的跡象。

遠古時代，人類居住在高處，純淨的空氣裡富含臭氧及宇宙射線。人體吸入的宇宙物質，被稱為「生命的氣息」（Breath of Life），身體充滿活力，長生長壽。在高海拔地區，一年到頭氣溫嚴寒，但擁有強大生命力的人類依然舒適度日，並不畏懼寒冷。據說在那個時代，人類的壽命差不多是十萬歲，當時的人不知道有肉體死亡這回事。

> 在那個時代，男人和女人活個幾千歲是很常見的。事實上，他們沒有經歷過（肉體）死亡。他們履行完當下的使命，然後接受更高使命，進入更高等的境界。他們接通生命的真正源頭，而這源頭向他們展示無盡的寶藏，源源不斷，不可勝計。

——《遠東大師們的生活與教導》（*Life & Teachings of the Masters of the Far East*），第二卷。

漫長的歲月過去了，人類決定開始飲用純淨的雨水，從此食物中多了飲水。那時的人類膚色白皙，有著如天空般閃耀的藍眼睛，以及陽光般的金黃色頭髮。

古希臘有一個關於西伯里爾人（Hyperboreans）的傳說。他們居住在終年陽光充沛的深山裡，只吃水果維生。但最初，他們就像自己的祖先一樣，只以空氣和陽光維生。他們從來不生病，能活上千年。Hyperborean 一字的原本意思是「在大山深處」或極北之地。

人類「退化」始於遷移到較低海拔地區，在那裡，人類發現了水果並開始食用。——這就是亞當夏娃吃蘋果隱含的象徵意義。當人類遷居到熱帶的低處，發現到處都是香甜可口的水果，便開始吃東西，膚色也開始變深。

不論人類居住在哪裡，如何生活，人體基本上都是由宇宙射線構成且加以維持的。宇宙射線撞擊地球的大氣層後，直接或間接地以礦物質形式濃縮起來。正因如此，在宇宙射線更強的高海拔地區，空氣中含有更多能夠滋養身體的礦物質，這使得在高海拔地區以宇宙射線維生比在低海拔地區容易得多。

在地勢低而溫暖的地區，無論人們如何生活、吃何種食物、吃多少，總是一副疲倦、無精打采的樣子。這些地區的空氣不夠新鮮，也沒有多少生命活力，空氣中二氧化碳含量過高，而氧氣和臭氧含量過低。而且，潮濕環境使土壤裡的腐殖質[1]分解，釋放出酸腐的氣味。這種氣味會使人體更加虛弱，也縮短了人類的壽命。其中，最差的空氣就是溫帶和熱帶低海拔地區，那種污濁的、令人窒息的暖空氣。因此在熱帶地區，人類退化的程度最大，其中有些地區的人均壽命出奇的短。

那些高人一等的巨人們

前面我們提過巴拉提所描述的巨人，這些巨人生活在黃金時代、白銀時代和青銅時代，但現代的科學對這些報導卻投以輕蔑的鄙笑。《聖經》在這方面應該極具權威性，因為當中頻繁提到：

那時有巨人在地上——《創世記》

我們在那裡看見亞衲族人，就是偉人，他們是偉人的後裔；據我們看，自己就如蚱蜢一樣。——《民數記》

先前，有以米人住在那裡，民數眾多，身形高大，像亞衲人一樣；這以米人像亞衲人，也算為利乏音人。——《申命記》

亞摩利人住在山地……他雖高大如香柏樹，堅固如橡樹，我卻上滅他的果子、下絕他的根本。——《阿摩司書》

此外，在《申命記》第三章十一節還提到，利乏音人剩下的只有巴珊王噩。他的床是鐵做的，長九肘、寬四肘，或約四．一公尺長、一．八公尺寬。而《撒母耳記上》第十七章第四節及第七節則提到：迦特人的歌利亞身高有六肘零一虎口（約當三公尺高），其槍桿粗如織布的機軸，鐵槍頭重達六千七百五十克。

詹森（R. M. Johnson）博士在一九二六年出版的《脊椎按摩紀錄》（*Chiropractic Record*）一書中說道，一八三〇年曾在法國西北部的盧昂（Rouen）展示一位身高五．四公尺的活人。詹森補充說：「幾年後，在同一城市附近發現了一具長達五．八公尺的屍骨。而在義大利西西里首府的巴勒莫（Palermo）附近，還出土了三具分別長六．四公尺、九．一公尺及十．三公尺的人類骸骨。」

一九三〇年七月二十七日，羅伯特．雷普利（Robert Ripley）在他的「信不信由你」（Believe it or Not）專欄中，報導了安哥拉夫勒（Angoulaffre）這個古代巨人。安哥拉夫勒是

---

1 腐殖質是酸性、含氮量高的膠體狀高分子有機化合物，是由已死的生物體在土壤中經微生物分解而形成的。

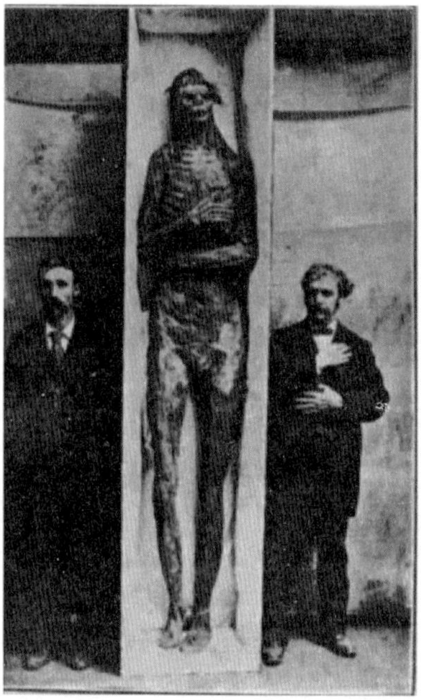

1897 年《紐約時報》在顯著位置報導，在美國威斯康辛州的火山灰裡發現一具身高 3 公尺的巨人遺骸，據推測掩埋時間可能是一萬至兩萬年前。

西元八世紀的撒拉森人（Saracen）[2]，身長足足有三・六公尺。一九三三年五月二十六日，他又提到了一個俄國巨人馬凱諾夫（Fedor Machnow），據說他出生於一八七八年六月六日。

一九四七年十月五日的《美國週刊》（*The American Weekly*）提到了阿爾貝蒂（Jan Van Alberty）這個人，他四十四歲、身高二・八公尺。

一九三六年二月十四日的新聞報導，在尼加拉瓜瓊塔萊斯省（Chontales）米可河（Mico）的埃爾波甘（El Boquin）出土了一副頭部遺失的巨人屍骨，其肋骨有九十公分長、十公分寬，整副骨架太沉，一個人抬不動。

一九三四年一則洛杉磯報導稱，羅素（F. B. Russell）博士在加利福尼亞的死亡谷發現了某個種族的木乃伊遺體，身長約是二・四～二・七公尺。

伊利諾州奧爾頓（Alton）的羅伯特・瓦德羅（Robert Wadlow）逝於一九四一年，身高為二・七二公尺，重達二百二十二公斤。一九四一年十二月二十八日的新聞，報導了威斯康辛州米沃奇（Milwaukee）的克里夫・湯姆森（Cliff Thompson），身高二・六公尺。新聞記者戈賓德・拉爾（Gobind Rehari Lal）在一九四四年九月十七日的《美國週刊》中寫到：

科學最終證實了我們長久以來的存疑——傳說中的巨人確實存在。那是在五十多萬年以前，而且他們其實不像我們在馬戲團所見的巨人或《聖經》提到的歌利亞，他們不是偶然出現的怪物。

最近紐約美國自然歷史博物館的人類學家魏敦瑞（Franz Weidenreich），在他的報導中提出「步氏巨猿」（*Gigantopithecus*）[3]存在的早期證據，這些已滅絕的物種平均身高二・一到二・七公尺，體重二百二十七到二百七十二公斤，牙齒比現代人的大五倍。其中還有超大號的巨猿，身高甚至有三・六公尺，體重至少有半噸。

最令人吃驚的暗示是，這意味著等蒐集到所有線索後就可證明，巨猿可能還不是空前的

---

2 在西方的歷史文獻中，撒拉森最常用來籠統地泛稱伊斯蘭的阿拉伯帝國。
3 魏敦瑞博士認為「步氏巨猿」是人類的直系祖先，正式名稱應該修訂為「巨人」而非巨猿。

> 重量級人類祖先，而只是中量級而已。
>
> 五十萬到八十萬年前，步氏巨猿一度在爪哇繁衍生息，但從那之後，人類的體型就慢慢縮小了。越把時間往前推溯，就會發現我們人類的祖先體型越是巨大。

在香港一位草藥師的店裡，發現了關於巨人的第一條線索：他有三顆「巨人的牙齒」要出手。魏敦瑞博士看到了這幾顆牙齒，確信是人類的牙齒。但顯然這很反常，因為這些牙齒足足有猿齒的兩倍大。一九四一年曾經在爪哇發現一副巨大的下顎骨，確定是屬於人類的，跟這些巨人齒倒是很相配。

大約四十萬到五十萬年前，生活在爪哇的巨人族——魁人（Meganthropus），體重已降至一百八十一公斤。到了大約二十萬年前，爪哇的南人（Nandoeg Man）體型更是大幅縮小。接著是體型更小的爪哇媧人（Wadjah Man），身形類似在歐洲發現的尼安德塔人（Neanderthal Man）。

就像我們所發現的那樣，連貫性、週期性及發展演化是身體表徵的基本法則。古代智慧證明，人類這個物種已經在地球上生活了數百萬年；而與有歷史記載的時期相比，一開始萬物的形體都很龐大。

史前時代，身形龐大的動物遍布全地球。以恐龍來說，某些種類的身長可達十八公尺到二十四公尺，而體重超過三十五噸。這些種類據說都是食草動物，但諸多缺陷的齒形使牠們根本無法咀嚼食物。所以，牠們真的能吃東西嗎？

事實上，人體就是個微型天體

活生生的細胞內部，恰似天體運行所在的廣大空間。一直以來，科學家假定在此浩瀚的空間內一無所有，是虛無狀態。但是，無線電波卻揭露了這個理論的謬誤。

在人體細胞的原子內，電子在各自的軌道運行，正如宇宙太陽系中的天體在各自的軌道運行一樣。所有這些運行的能量並不是來自食物，而是有一個宇宙法則在管理。

人體細胞內的電子正如太空中的那些天體星球，甚至連運行的速度都一樣。目前這個既成的事實，表明人體和天體是何其相似。古代的了悟者說：「如其在上，如其在下。」他們說得沒錯。不過人屬微觀，而宇宙屬宏觀。假如天體的崛起及存續都不仰賴食物，那麼人體當然也不必如此。因為，萬物都臣服於同一個宇宙法則。

第2章　人類的退化

人類往前走的每一步，都自認為是進步——現在也如此。但，那卻是朝著反方向前進的進步——現在也是。但我們從不知回頭。當人類邁出這種「進步」的第一步時，健康就開始惡化，壽命就開始縮短。

人工的、退化的、破壞健康的、縮短壽命的生活狀況被稱為文明，正是這種文明直接造成人類的退化。其中包括揮之不去的貧窮和苦難，但是人類對此無動於衷。以下也許是原因所在：

一九四八年二月二十六日的新聞報導：「根據美國紅十字會的公共健康護理服務主任的報告，在美國，疾病每天會帶給醫生多達一百五十萬美元的收入。」

根據加州結核病協會一九三四年所做的估計，美國人每年花在看病的費用將近一百六十億美元。

沒人會相信，國家衛生保健署敢做出什麼動作，來妨礙滾滾財源的流入。

當人類離開上帝原本用來安置他們的群山和森林，便開始在幻象裡打造虛假的科學，以及被稱作城市的人造中心。這些城市構成了現代文明的命脈。但這個文明產生了貧困、欲望、疾病、絕望、退化、慢性死亡、戰爭和屠殺。

動物學家梅契尼可夫（Elie Metchnikoff）在其著作《延壽》（*Prolongation of Life*）一書中，對於現代人體的退化及其原因，給出了第一個比較合邏輯的解釋：人體結構的退化及衰老，要歸因於血液中細微、大量的毒素。他的論點已被權威研究者認可，包括外科醫師克雷爾（George W. Crile）、艾姆普瑞漢（James Empringham）及卡雷爾。

1. 克雷爾說：「天底下沒有自然的死亡。身體日漸酸飽和的最終結局，其實就是所謂的自然死亡。」
2. 艾姆普瑞漢宣稱：「萬物都在不自覺地毒害自己。並非歲月催人老，實乃毒素作祟。」
3. 卡雷爾在《人，未解之謎》一書寫道：「細胞是不死的，退化的只是細胞外液，而細胞外液每隔一段時間會更新，給予細胞適當的營養，於是生命的搏動就會永遠繼續下去……你一定會想：那麼人為何不能呢？為何不研發出一種類似的科技來更新體液呢，這樣一來，人類不就能長生不老了嗎？」

卡雷爾的話真是一針見血，但他遺漏了某些關鍵，因為他始終受困在細胞營養的相關醫學理論裡。

細胞本來就不需要營養補給，但我們總想著要幫細胞補充營養。這個錯誤的做法反而為自己加速挖掘墳墓。進食只會加快身體退化，而反其道的禁食才能讓人越活越年輕。

我們真的活在文明世界裡？

我們說文明就是商業化，這並不為過。商業主要由資本家及雇請的勞工組成。勞工是經濟的奴隸，其中處在最底層的是藍領工作者，必須依賴他人謀生。他們無暇去獲取知識，也沒有察覺自己所具有的聰明才智。

他們絕大多數是商業文明的奴僕，把自己寶貴的時間花在讓身體日益虛弱的工作及有失尊嚴的苦活裡。他們幾乎沒有機會鍛鍊自己的身體，或發展自己的智力及靈性，反而還要向那些享用他們辛苦成果的人尋求一絲光亮。一旦他們找到真正的光亮，將會很快擺脫自己的經濟奴隸生涯。因此，為了把他們困在黑暗裡，他們的思想、教育及信仰都必須被牢牢控制。

《人類學》（*Humanity*）一書提到：「『教育』一詞根本是徒有虛名，學校並未真正盡到教育的職責，所做的充其量只能稱為馴化，就像是馴養狗和馬一樣地馴養人。按照權威的意願，所有人被訓練如何做事、如何思考，以及被訓練如何不存偏見地接受、毫無疑問地服從權威的命令。」

在出版業黃金年代的一九三三年，《人類學》的編輯報導，全美共有十五萬無家可歸的女孩和婦女——這個世界上最偉大國家的女性流浪者。她們到處找工作，只能靠出賣勞力求生存。一國的經濟奴隸幾乎淪為乞丐，卻被政客們吹噓，這個國家擁有世界上最高的生活水準。這只是現代文明悲哀的後果之一。

在這個退化的今日世界，假如我們還有足夠的智慧，能夠認識到這些事實並堅強面對，我們就會意識到，所謂的現代文明，是一個控制和監管人類生活的系統。而該系統的目的，就是蒙蔽心靈並控制人類。這個系統由人造環境構成，這個環境人口密集，摒棄所有的自然元素。人類被這個系統徹底誤導，根本無法認清事實與真相。

只有那些盲目、愚蠢、被蒙蔽的人才會加入批評的行列，批評那些沐浴在真理之光中的人，但正是這些求真之人能夠看清事實，並有勇氣發聲抗議。

卡雷爾問：「我們怎樣才能防止現代文明中的人類退化？」以下是他自己的回答：

那個曾在數千年間塑造過我們祖先軀體及靈魂的環境，現在已經被取代了。這場寂靜的革命悄然發生，幾乎無人察覺。我們沒有意識到它的嚴重性，但它卻是人類歷史上最戲劇性的事件之一。因為生存環境的任何改變，必然極大程度的擾亂所有生命。

卡雷爾簡要介紹了取代舊環境的新環境。他說這個新環境由很多城市構成，而城市裡到處充斥著「林立的高樓、黑暗狹窄的街道，還有無所不在的汽油味、煤塵及有毒氣體，被計程車、卡車和手推車的噪音蹂躪，還有絡繹不絕的擁擠人群」。顯然的，城市的建造，並非為了利益其中的居民。

我們防止現代文明人類退化的唯一辦法，就是去除（造成這一切的）因，而那個因並不神祕。卡雷爾已揭示其中的一部分。

對食物的執著，與吸毒無異

有人會因為聽到噩耗而一病不起，這是身體無法承受打擊所致。同理可證，很多吸毒的人會暴斃，也是因為身體承受不住某個依賴性毒品被突然剝奪的打擊，比如鴉片或嗎啡。由於經常性的攝入，已經迫使身體完全適應了那種刺激，而且這種攝入幾乎成了一種心理需求。食物之於身體，也是同一個道理。

醫生們認為突然停止任何習慣，都存在著風險。沒有醫生會說我們的身體需要鴉片，但一旦吸食者被剝奪鴉片，身體對鴉片的需求卻如此殷切。每個人都知道，吸毒者會因為身體對毒品上癮而慢慢死去，但是突然戒斷的話也會有生命危險。

一種物質的毒性越大，身體適應它的時間就越長。而當這種適應性離完美的原點越遠，身體被剝奪這種物質時所遭受的打擊也會越大。

打擊越大越危險。吸毒上癮者要是不來一管會近乎癲狂，老菸槍無法來一根菸時，神經也會失控。

我們的身體會自行調適，適應極具破壞性的毒素，而且瘋狂渴求至死。因此不難理解，經過世世代代的習慣養成，人類對於食物刺激反應的適應性，已經是又堅定又徹底，以至於被剝奪食物後，就會漸漸委靡至死。我們必須清楚，這種情況是缺乏刺激導致的，而不是營養缺失所造成。

倘若被剝奪某種毒素後，人們會遭受嚴重的心理打擊，甚至猝死；那麼被剝奪食物這種刺激物質後，隨之而來的打擊會讓人慢慢死去，也就不難理解了。

務必要瞭解的是：**吃喝都是有意的、被控制的行為**。這些行為可以受意識控制，而且其實人可以數天不吃不喝（但不呼吸的話，生命就結束了）。無疑的，這證明對身體來說，空氣具有至高無上的重要性。

呼吸是自動且無意識的過程，不被我們的意識左右。入睡或受傷無意識時，仍在呼吸，甚至比意識清醒或醒著時呼吸得更好、更沉穩、更有規律及節奏。此外，比起活動著的人，入睡的人更容易受到空氣污染的影響。失眠，往往就是因為空氣污濁所致。

對人類來說，無法靠閉氣不呼吸來自殺。因為一旦失去意識，呼吸就會自動啟動。呼吸功能不僅是自動、無意識的，而且是生命器官的基本功能。所有其他的功能都屬次要，只是為了保持身體健康，以便行使呼吸功能。

肺部的構造是為了遂行肺部的功能，它們是人體內的最大器官，從鎖骨到浮肋，從胸骨到脊柱，充滿了整個胸部。相較之下，胃這個器官根本就不起眼，只是從嘴到肛門的消化道系統中，一處放大的突起罷了。

十九世紀歐美有一群知名的醫生，包括胡費蘭（Christoph W. F. Hufeland,）、羅鮑塔姆（Rowbotham）、雷蒙德（Raymond）、雷耶（Rayer）、根布勒（Gumbler）、莫林（Monin）、福瑞勒（Freille）、貝利（Bailey）、溫克勒（Winckler）、伊斯頓（Easton）及埃文斯（Evans）等人，對於自然老化及死亡的成因分別做了研究。無一例外的，他們得出相同的結論，發現成因竟然是吃東西。就如登斯莫爾（Emmet Densmore）博士在《人類天然飲食》（*Natural Food of Man*）一書所指出的：「**我們吃是為了不死，實際卻是找死。**」

假如我們吃東西是為了活下去，如何又會因為吃而死呢？假如我們是吃死的，那麼吃東西又怎麼能保證我們活下去呢？

這些醫生發現，我們之所以變老，之所以會躺進墳墓，歸根究柢都是因為我們所吃的東西。而這一點，似乎已被認定為確切且不容置疑的證據，用來證明吃是一種非自然的行為。所有對此進行調查的權威人士，都同意**人走出食氣狀態後，首先吃的是水果**。然後才開始捕魚打獵，把肉和魚納入飲食之中。接下來人成了「農夫」（《創世記》第九章第二十節：「挪亞作起農夫來，栽了一個葡萄園。」）開始耕地，在飲食中又加入蔬菜及穀物。

這些權威人士把水果和堅果當成健康首選，其次是動物製品，再來是蔬菜，最後也最糟糕的食物，便是豆類及穀物。除了水果之外的食物，由於多餘的接地礦物質，最容易引起組織及關節骨化、肌肉及動脈變厚及硬化，以及隨之而來且不可避免的早衰——老化及變笨幾乎是普遍徵候，卻被錯認為是高齡的必然表現。

人類往前走的每一步，都自認為是進步——現在也如此。但，那卻是朝著反方向前進的進步——現在也是。但我們從不知回頭。當人類邁出這種「進步」的第一步時，健康就開始惡化，壽命就開始縮短——其中的成因，對很多人來講還是一個謎。

一旦成因被發現，想要彌補都已為時太晚了。人體已遭受如此嚴重的退化，也已經完全適應了這種生活型態。奴役人類的壞習慣，就是人類以為的「進步」，而且人類也發現到了，患病早逝要比對抗這些壞習慣簡單容易多了。

第3章　人類擁有完備的身體

耶和華神用地上的塵土造人，將生氣吹在他鼻孔裡，他就成了有靈的活人，名叫亞當。

——《創世記》第二章第七節

食氣就是身體最完善的狀態。人類初具人形時，是完美的食氣者。造物主親自向他的鼻孔吹入生命的氣息，造出具有靈魂的活人。因此，我們完美的身體什麼也不缺，不需要更多，也不假外求。

生命的氣息提供所有活力所需。食氣者只需要空氣來滋養身體，其他都不需要。在那樣的完備身體裡，人類沒有其他需求。一旦人所需越少，就越像上帝，離上帝越近，因為上帝什麼都不需要，而且是永恆的——古今的了悟者都這麼說。

貧窮、欲望及疾病都是人類自己創造出來的，是人類惡習的產物。而人類養成的習慣，則是對欲望的回應。當人的欲望加倍，負擔也會加倍。

人所需越少，就越完全。當人超脫所有需求，便獲得了完美。人的需求越多，越不完

全，離完美越遠。

生命的氣息，善用呼吸才能活得更好

每一種生物都需要呼吸才能活下去。樹木經由樹葉呼吸，從這個意義上講，樹葉等同於樹木的肺。昆蟲經由體內細小的孔呼吸；青蛙則透過皮膚完成部分呼吸；魚兒用鰓從水中吸入氧氣。而人類，則是透過肺部的氣室來呼吸。

——保健作家弗萊德里克・羅斯特（Frederick M. Rossiter）

匈牙利自然生活實踐者艾德蒙・石基理（Edmond Szekely）教授進一步說明：「幾乎沒有人理解這種（呼吸的）科學，但是大家都應當瞭解、練習。正是這種氣體更新著我們的血液，給我們所有的器官帶來生命。正是這種氣體，幫助我們保持平衡，使我們的身心都處在良好狀態……多數人只使用了肺部全部功能的三分之一、四分之一，甚至五分之一。」

現代人是食氣者的退化後代。在人類居住在地球的幾百萬年裡，所處的環境及形成的很多習慣都迫使他們自我調整，以便適應很多不良的環境及有害物質，而繼續存活下來。但問題是，所有這些調整對於人體來說都是陌生的，都會對身心造成傷害。

人類退化的五個階段，都因為飲食方式改變

人類生命存在的每一個事實，古代教義隱喻的證據，無一例外的都在證明一點：現代人，是進化遞減（即退化）的產物。

遠古遺留下來的證據顯示，現代人的緩慢退化大約經歷了五個階段：**食氣↓食汁↓食果↓食素↓食肉**。

食氣，指的是動植物不吃不喝，完全只仰賴空氣中的物質生存。瞭解有多少動植物是依靠這種生活方式後，你也許會大吃一驚。所有冬眠的動物，在冬天睡眠的幾個星期裡，都是食氣者。在佛羅里達州，攀附在大樹上的松蘿從空氣中獲取所需要的一切物質，而且生長得非常快。美國西南部乾旱、貧瘠的荒漠，生長在此的仙人掌也是從空氣中獲取所需物質。

禁食，尤其是濕禁（只喝水不吃東西），也只是在食氣的基礎上多了喝水一項而已。這就是回歸身體完美狀態之路。

一九三六年五月三日有一則新聞，報導印度婦人吉莉．巴拉（Srimati Giri Bala）從一八八〇年開始不吃不喝，已持續了五十六年。「她什麼都不吃，甚至連一滴水都沒喝。她總是很開心，看起來像個孩子。她沒有大小便。就跟其他任何婦人一樣，她也照常做家事。」當時她已經六十八歲了，但「看起來就像個孩子」。這有點接近於返老還童、長生不老了。

有位生理學家稱，在我們所吃的食物中，能夠進入血液的只有氣態和液態元素。其餘都是垃圾，最後都變成糞便經由腸道排出，這只會增加胃腸道的負擔，使這些器官日益虛弱，而且還會導致便秘折磨身體。要命的是，只要進食東西，幾乎沒有人能夠擺脫胃腸道的困擾。市面上到處買得到治療這些疾病的藥物，由此可見出端倪。

磁力與生命迴路

沒有一棵樹會耗盡它所屹立的土壤。假如這樣的話，附近的每棵樹都會沮喪不已。一棵大樹往往重達好幾噸，但在它周圍的所有泥土，還是跟它是小樹苗時一樣，沒有增減。地底下盤根錯節的樹根，看似只是支撐整棵樹以完成它的生命迴路而已。

如果把玉米或小麥種在濕潤的鋸木屑裡，只要在四周擺放磁鐵或磁石，不需要加入更多的營養物質，玉米或小麥就能長得更好更快。

所以，在土壤與植物之間，實在看不出兩者有什麼實際相關的元素。檢測結果也顯示，植物中所含有的元素，土壤裡從來都沒有。那麼植物中的元素哪裡來的？答案是：宇宙射線提供的。

一般認為，作物會從周圍的土壤中吸收養分。早在十七世紀時，生理學家海爾蒙特

（Jean Van Helmost）就不相信此一成見。他把放在盆裡的土壤秤好重量，然後在盆裡種了一棵樹。四年後，樹已經長高至一．八公尺，但盆裡的土壤仍和原來一樣重。這就證明樹會長大，根本與土壤無關，而是全部歸功於宇宙射線提供的元素滋養。

但是，植物要想完成生生不息的生命迴路（Life Circuit），需要跟大地連結。即便是電器之類的迴路，也要仰賴大地的連結。

有些地方無法讓樹木生長，貧瘠土壤也長不成大樹。但適度施肥，能讓情況有所改善。為使生命迴路更有效率，土壤裡需要有恰當的礦物質，也必須要有濕氣。這不是因為樹木需要礦物質，而是這些礦物質可以給適當的電磁迴路提供必要條件。

以你比較瞭解的摩托車電池來做比喻，當電池電量不足或用光時，就需要充電。充電，其實不是為了把電充進電池裡，而是為了改變電池裡液體的化學性質。

從靈性潛能到實體存在

身心達到完美境界的人，已超脫所有的欲望。至於他身體的需求，透過他所處的完美環境中的純淨空氣，就能得到滿足。

這種完美的狀態，是他在投胎成為人之前就具有的。由於處於宇宙提供的完美環境裡，讓他不管是靈性潛能或是實體存在都有可能完成進化。

「無中不能生有」是一個普遍存在的真理，因此，假如人之前並沒有作為一個靈性潛能存在，他也不可能變成一個實體的存在。有果必有因，有因必有果。這個果，不管是位於因果鏈條中的起點、末端或任何一處，肯定都有個與之相對應的因。

宇宙是一個永恆的存在，這個看似真實的實體世界，我們稱之為自然，其實是靈性潛能物質化的結果。

假如人類之前沒有一個靈性存在，那麼永遠就變不出一個實體的肉身存在；而實體存在的這個表相，就是人類具有人形之初，周遭環境已臻完美的有力證明。

這個環境必須也確實擁有了完善的力量及一切演化的要求，能夠把人從虛緲的靈性潛能（不是從猿猴），進化到實體的存在。它滿足了人體具體成形所需要的每一項需求，倘若缺少任何一樣，進化都會以失敗收場。

提升人類之道

有些先輩指出，人之所以不斷投胎為人，是因為尚未滿足所有的想望與需求。因此，揚升物質人類的唯一方法，就是減少需求，減輕經濟上的負擔。

但是物理學對於把人提升到更高層次的任何課題都興趣缺缺，因為什麼都不能做、也不允許，否則恐會擾亂文明社會既定的秩序。

這種秩序是世代以來不斷規畫的產物。人類的欲望支持並維護著這種秩序，所以一直以來，才會對增進人類的欲望努力不懈。事實上，所有的教育都是為了這個目的。

文明的每一個分支及系統，都偏離了完美之道。這種偏離從孩童上學時就開始了，而且終其一生都一直如此。

有一點很有意思，也很重要：你會發現，一旦有人逐漸回歸到最初的完美狀態，他的需求會減少，經濟負擔會減輕。如此一來，我們就清楚這些負擔到底是些什麼，而且是何時到來的。我們把它們看作是人類非自然欲望的產物，而所謂的「完人」是沒有這些欲望的。可喜的是，人既能造之，也就能毀之。

經濟自由是人類回歸最初完美狀態、最高層次的第一步。每一種動物，在初始狀態中，都是經濟自由的。人類是地球上唯一的經濟奴隸，這全都是非自然的欲望所造成的。

在超脫所有欲望的全然自由之中，人將不再依賴任何事物，心智與感官也會被降服。如此一來，人也就能從自我行為造成的後果中解放出來。那些後果其實就是捆縛、鎖鏈，把所有的欲望奴隸捆綁得結結實實的。

第 4 章　生命細胞

生命是一連串化學變化的體現。

——威廉．奧斯勒，《現代醫藥的演變》（William Osler, *The Evolution of Modern Medicine*）

一個世紀以來，活性「原生質」（protoplasm）[4]一直被科學界視為生命之源。但是，一群美國頂尖科學家於一九三七年推翻此說，他們表示原生質是由無數的普通粒子構成，透過現代手段可以看到這些粒子，但它們並沒有生命跡象。原生質是一種發白的膠狀物質，生命組織似乎由此生成。

普林斯頓大學的生理學家艾德蒙．哈威（Edmund N. Harvey），透過離心機及幾個精密測試，把原生質解體後放在顯微鏡下觀察。他發現原生質似乎包含細胞、少量脂肪、有色小顆粒、蛋白質、線狀物、中空氣泡、細胞核、礦物質及其他物質。哈威的結論是：「其中沒

4 原生質是構成細胞的有生命物質，是由多種化合物所組成的複雜膠體。一個動物細胞就是一個原生質團，包括細胞質與細胞核。

有任何一種物質是有生命的。」

對於這類的生命之謎，現代科學發展至今，依然未解。

一九〇五年，偉大的維勒得・卡佛（Willard Carver）在奧克拉荷馬市創建了卡佛脊椎按摩學院。卡佛寫道：

> 我們習慣以「生機勃勃」（animation）一詞來形容器官的運轉，但其實這些器官之中並沒有什麼「生機」。在這些結構中，生命近在咫尺，但並非它們本身具有生命。生命只是流經它們。正如我們所說的，只有在電流通過時，電線才是「活」的。一旦切斷電流，電線就「死」了。只不過，光看電線本身並沒有什麼不同。
>
> 正如在這個物質存在中所觀察到的，生命是生命力運轉下的物質活動。只有在生命法則流經人體，給予生機及生氣時，身體才是活的。

按照卡佛的觀點，**生物體只是一種載具，啟動它的動力是生命法則**。古代的了悟者認為，宇宙之靈（Cosmic Spirit）叫人活著。即《約翰福音》第六章六十三節：「叫人活著的乃是靈，肉體是無益的；我對你們所說的話，就是靈，就是生命。」但是，從現代科學來看，這個古老的教義完全是「迷信」。

在這個地球上，只要生命的起源這個祕密還躲藏在黑暗中、不為人知，那麼進化論者不斷更新的所有關於人類進化、相對令人信服的理論，都禁不起時間的考驗。進化的基本要素和起因，跟探尋生命本身的這個課題息息相關。

生命細胞從哪裡來？

進化論者是從生命細胞切入的。只要提供可以繁殖的原始活細胞，現代科學就能夠建構一個身體、活力、智力及精神都健全的人。進化論者並不打算解釋生命細胞本身的原始性狀，也不打算解釋啟動生命細胞的內在原因。他們沒有解釋最初生命器官分化為雄性和雌性的原因，也沒有解釋展示在所有生物行為之中的智慧現象。

現代科學也承認，對於解釋以下這些大哉問，它無能為力，包括：生命如何從非生命演化而來？知覺（sensation）如何從非知覺演化而來？生物為何擁有智慧？

小心謹慎的生物學家們把生命上溯至有核細胞。但是，對於原生生物，他們卻無可奈何，鏈結不上。他們發現不了那個微妙的生命法則，而正是那個法則進入沒有「生氣」的物質，並把它們轉化為有「生氣」的生物體。

對於這種基本知識的缺失，卡雷爾評論道：「我們對身體及其功能的無知太離譜了……

十九世紀的機械論生理學家……已經承認他們犯下的錯誤，也就是，試圖把人類完全降級到物理化學的層面。」（《人，未解之謎》）

更坦白來說，對於人體的需求及功能，正統的現代生理學家依然一片茫然。身體需要靠什麼滋養？身體為何能夠運轉？這些他們統統不瞭解。

一些非正統的生理學家聲稱，人不需要吃東西，不需要進食，而且即使吃了，也不能滋養身體。他們也說，建構人體的細胞是自行存在且自行滋養的，正如其他所有物體是由原子構成，人體細胞也是如此。**人不必比石頭或星星多吃進什麼，因為構成人體細胞的原子，與構成石頭和星星細胞的原子，一模一樣。**

現代科學清楚表明，母細胞（Parent Cell）創建了人體，經由細胞的一再分裂建構出一整個身體。細胞不是由食物建構而成，當然身體也不是。所以說，食物無法滋養細胞及人體。

新細胞並非由食物生成的，而是原有細胞的分裂產生，以取代老舊的細胞。現代科學已經認清，新細胞不是由食物產生，但卻堅持吃進去的東西能滋養及維護身體。

思考的連貫性，要求我們要像一條直線那樣繼續我們的思考。假如食物對生成細胞一無幫助，假如人體所有的細胞都是由原細胞一再分裂生成，那麼食物就沒有也無法滋養及維護細胞。由此可知，細胞不需要食物滋養，也不能吸收或使用所謂的「營養」。細胞是自行存在的，而且是生生不息的。

排泄比吃更重要

科學實驗一再證明，而且毫無例外的，排泄比進食重要得多。但是，很多人拒絕承認這個事實。

人體活力的維持，跟生理過程中的排泄部分緊密相關，而且時時刻相關，並依賴於排泄，而非依賴於新養分的供給。

除了減重及身體虛弱的人，短期的禁食不會對人體造成更大的傷害，但很多人也拒絕承認此一事實。紀錄顯示，人可以連續四十天不吃，也能連續四十年不吃，但依然健康地活著。反之，對恆溫動物來說，組織分解產生的廢棄物只要排泄被阻滯幾分鐘，都可能引發致命的後果。

我們的每一次呼吸，其實就是主要的排泄過程，也是「生命氣息」流動的唯一過程。一旦抑制呼吸，就會終止生命。

細胞分解的產物是液體和氣體，其中氣體占絕大部分。氣體主要透過肺部排出體外，其餘廢物則透過腎臟及皮膚排出。液體也透過腎、肺及皮膚排出體外。

食物無法滋養身體，細胞也非由食物生成

我一再強調，人類的吃喝不能生成任何細胞，也不能滋養細胞。所有細胞都來自於母細胞，母細胞才是人體的初始點。

人體細胞並不仰賴進食提供的養分，它們根本不需要靠飲食來滋養。細胞的層次遠遠在營養層面之上，跟營養扯不上關係。細胞是自行存在、永恆且生生不息的，這是卡雷爾證明過的一個事實。

人體死亡之時，組織、腺體及器官會分解，構成這些組織的細胞也會分解；而不死的細胞則會回歸到宇宙乙太之中，那也是它們的來處。這些細胞是永恆的、不可毀滅的，就像宇宙所有的初始元素一樣。

人體細胞被賦予意想不到的力量及驚人的特性，儘管細胞很微小，但其實是相當複雜的有機體，至少不像現代化學家鍾愛的抽象形象——由半透明膜包裹的一滴凝膠。

生命細胞的複雜構造，讓正統生物學家迷惑不解，而它的化學構造更為複雜。一滴水形成一個微小的小宇宙，在極度被稀釋的狀況下，它其實包含了大量的宇宙元素。人體細胞其實就是宇宙元素的複製品，只是被提升到了具有神聖氣息的高貴層次而已。

卡雷爾說，母細胞及分裂產生的子細胞「並非像建造房子那樣，由外來材料構成」

（《人，未解之謎》）。他的意思是說，細胞並非由人們吃喝的東西所建構的。卡雷爾也說，儘管身體由細胞建構而成，就像房子由磚塊建造一樣，但是，身體的初始只有單一細胞，而這個細胞能生出更多細胞，這就好比一座房子源於一塊磚，「一塊可以生出其他磚塊的魔力磚。這些磚塊，毋需等待建築師的設計圖，也毋需磚瓦工壘砌」，卡雷爾說「它們會自行聚集在一起，組裝成一座房子」，以及其他所有組成部分。

第5章　長生不死？逆轉老化的關鍵

人與動物的壽命有天壤之別。假如一頭牡鹿的壽命是一年，那麼人的壽命應當是千秋萬載。所有這些動物其實都能活個幾世紀，所以根據宇宙法則，人也應當能活上千年……假如我們每週禁食兩天，另外五天只吃水果，並遵循其他生命法則，那麼我們大概能活到聖經中的祖先那麼久。

——艾德蒙．石基理，《宇宙療癒》（*Cosmotherapy*）

德國梅利斯（Mehlis）有一位九十六歲的婦人，因久病纏身而八個月無法進食，只能喝一點水。然後，她重新長出了牙齒，頭髮變得又黑又多，看起來年輕多了；而且也重獲健康，又活了二十三年。

一九三三年，雷普利在他的「信不信由你」專欄提到，美國田納西州的哈利．布利德羅佛（Harriet Breedlove）在一〇二歲時長出牙齒；密西根州一〇三歲的湯瑪斯．戈登（Thomas Gordon）頭髮變回原來的自然色；喬治亞州一〇八歲的達芙妮．特拉維斯（Daphne Travis）長出她人生的第三副牙齒。

這些人，活得長壽又健康

一九四九年五月二十七日，新聞登出約瑟夫．曼寧（Joseph Manning）的一張照片，照片中的他正在跟一位妙齡女郎跳舞，慶祝他一〇四歲的生日。

波蘭的瑪格麗特．克拉西歐娜（Margaret Krasiowna）逝於一七六三年，享年一〇八歲。她九十四歲時嫁給第三任丈夫，為他生了兩個男孩、一個女孩。第三任丈夫活到了一一九歲。

一九一九年二月六日的新聞報導：一八七五年九月巴拉特（Ballat）夫婦來到了巴黎的凡登廣場（Column Vendome），還爬上廣場中央的紀念柱最頂端，當時巴拉特先生一百一十歲，巴拉特太太一百零六歲。

一九二二年六月十三日的新聞報導：保加利亞人彼得．尼達爾（Peter Nedall），剛剛慶祝了他一百二十四歲的生日。他依然去田裡工作，走路腰桿筆直。他主要吃豆粥與優酪乳，從來不抽菸，偶爾喝些牛奶，從來沒看過牙醫。

一九二七年三月九日的新聞報導：住在奧克拉荷馬州亞達市（Ada）的查理．艾利斯（Charles W. Ellis）慶祝了他一百一十九歲的生日。百歲人瑞的他思維敏捷、記性很好，他說他之所以長壽是因為飲食簡單，而且住在戶外。

一九三七年三月十三日的新聞報導：住在康乃狄克州新倫敦市的約翰．維克斯（John

Weeks）去世，享年一百一十四歲。他在一百零六歲時，頭髮變回原來的自然色，新牙也長了出來，他還娶了一位十六歲的女孩為妻。據說他大部分只吃烘焙的豆類和玉米麵包。假如他保持單身，或是娶一位年紀相差不要太懸殊的老婦人，或許還能多活幾年。

一九四四年一月二十六日的新聞報導：住在佛羅里達州奧克拉（Ocala）的凱特．威廉斯（Kate Williams）享年一百一十七歲，「直到七年前，她還經常從居住的鄉下步行去城裡，足足要走三十公里」。

胡費蘭醫生也提到一個百歲人瑞，他在一百一十七歲時掉光所有牙齒，然後重新長出一口新牙。胡費蘭醫生還說有個男人在六十歲生病時曾禁食幾個月，也長出了牙齒，重獲青春活力，又多活了二十年。

一九四六年八月二十日的新聞：住在佛羅里達州傑克遜維爾（Jacksonville）的詹姆斯．門羅（James E. Monroe），是美國第五屆總統之子，一八一五年七月四日出生，目前已高齡一三一歲。他說他的長壽祕訣在於一個習慣：他會在海灘上一口氣睡十五個小時。他不怕糟糕、潮濕的夜晚空氣，而這正是醫生們極力勸阻人們要避免接觸的。

一九四七年九月六日的新聞：居住在加州聖荷西（San Jose）的傑西．安達索爾（Jesus Andasole）一百一十歲，他認為自己的人生正在重來，因為一頭灰白多年的頭髮慢慢變黑，而且還在長出第三副牙齒。

丹麥人德拉肯伯格（Drakenberg）葬於奧胡斯市（Aarhus）的一座教堂裡，他活了一百四十六歲，一生大部分時間都在酒醉中，少有清醒。他在一百一十一歲時娶了一位六十歲婦人。像這樣的酒鬼也可能長壽，但貪食者一無可能。

土耳其的左拉・艾格哈（Zora Agha）生於一七七四年，逝於一九三六年，享年一百六十二歲。他一生結過十一次婚，九十六歲時有了第三十六個孩子，生前安葬過十位妻子及二十七個孩子。

亨利・詹金斯（Henry Jenkins）一五〇〇年五月十七日生於約克郡，逝於一六七〇年，享年一百七十歲。他曾經帶著兩名兒子出庭作證，一個一百歲，另一個是一百零二歲，他記憶清晰地要證明一件發生在一百四十年前的往事。亨利・詹金斯從來沒吃過熟食，早上也不吃東西，中午會喝點牛奶或吃點黃油及水果，晚上只喝牛奶和吃水果。

傑諾斯・羅文（Janos Roven）和妻子莎拉已經結婚一百四十七年。他們於一九二五年幾乎在同一天去世，他享年一百七十二歲，她一百六十四歲。他們留下一個兒子，當時一百一十六歲。這一家人的飲食非常簡單，幾乎沒有吃過肉。

法國啟蒙時代的思想家伏爾泰、著名科學家培根（Francis Bacon）曾經提過，在亨利四世及路易十三治下的宮廷裡有一位騎士，身心各方面都非常完美，看起來就像個四十歲的人。他的名字是聖日爾曼（St. Germain）伯爵，他記得一百五十年以來的所有歷史大事。培根描述道：「但凡被邀請就餐，他什麼也不吃，只吃水果，而且只吃一點，他有時會連續幾個星期都禁食。」

根據倫敦聖萊昂哈德教堂（St. Leonhard's Church）的紀錄，教徒湯瑪斯・卡恩（Thomas Carn）生於一五八八年一月二十五日，逝於一七九五年，享年二〇七歲。他吃得很少，從不吃熟食，只喝牛奶、吃黃油和水果。卡恩一百五十歲時，外貌就像活力充沛的五、六十歲中年人。他一生共經歷了十二位英國國王。

英國人湯瑪斯・帕爾（Thomas Parr）逝於一六三五年，享年一百五十二歲。他八十四歲才結婚，「看起來不會比四十歲男人老」。當他吃喝太多，超過身體負荷時，肺部就不通暢，還會打亂整個身體機能的運作。假如他沒有改變飲食，可能還會多活一個世紀。

> 著名的哈威博士是當代血液循環的發現者，當他解剖帕爾的屍體時發現，帕爾的每個器官都還完好無損。哈威說帕爾的軟骨還非常柔軟，很有彈性，而且「睪丸仍然大而完好」。哈威說照解剖結果看來，帕爾完全可以再多活一個世紀。連一個普通人都可能活那麼久，證明宇宙法則沒有偏私，平等對待眾生。帕爾一〇二歲時還被指控性騷擾，據法庭上列出的證據顯示，這位一〇二歲的老人家確實不輸年輕力壯的小伙子。
>
> ——阿諾得・羅蘭，《推遲的老年》（Arnold Lorand, *Old Age Deferred*）。

坎特伯雷大主教威廉·坦普爾（William Temple, 1881-1944）曾經寫道，歐洲人發現印度時，當時的婆羅門教徒都很長壽。其中有些人活到二百歲，他們多數時候只吃米飯，有些人則主要吃水果及綠色草本植物，而只喝水的人則能活到三百歲。

血液，身體的運輸系統

好好想想水和水車。水車下面的水，以及流經水車並讓它轉動的水，兩者是一樣的水。以排泄物離開身體的物質，跟進入身體的空氣、液體及食物，其實也是同一物質。它們流經身體各處時，就像水流經水車，會刺激並啟動組成身體的器官及組織細胞，使其運轉。經由呼吸、飲食進入人體的物質會流進血液。血液做為身體的運輸系統，負責輸送這些物質到各個細胞，這些物質會刺激及啟動生命細胞，然後繼續前行，不會變成細胞的一部分——就像水繼續往前流動，不會變成水車或磨坊的一部分一樣。此外，當水啟動流經的水車時，也啟動了磨坊裡的所有機器，使其運轉。

身為正統醫師的卡雷爾，只能停留在細胞這個層次，並且堅持營養學的理論。他的實驗顯示，細胞是永恆、生生不息的。細胞中有些被認為是排泄物的物質，他發現一旦體液無法帶走這些物質，細胞就會退化、衰老，甚至有衰竭的跡象。但每次清理過後，細胞又會重新恢復活力。

此處，卡雷爾又漏掉了一個關鍵點：人體細胞不死，而這也是他自己所宣稱的。細胞只是掉到了振動反應的生命層次以下，而這是因為血液淤堵，無法運載及排出酸性物質。正是這些酸性物質，削弱了細胞的磁極。

禁食能夠減少血液中殘留的污染物質，從而使細胞免受酸性物質的侵蝕。因此禁食往往能讓病人快速康復，自然養生學家對此再清楚不過。

禁食過程，即卡雷爾所說的「更新體液」的過程。這也是很多實驗已經證明能回復活力的過程。

這個驚人的知識讓生理學家們宣稱，除了意外事故之外，衰老及死亡是由於血液系統被污染，體內垃圾積聚過多所致。這會腐蝕細胞的磁極，使它們無力接收生命力振動輸送的「生命氣息」，繼而失去活力。卡雷爾把這種狀況稱為「細胞的死亡」。

假如我們能阻止細胞死亡，就能阻止身體死亡。因為身體只由細胞構成，而細胞是不死的、永恆的。但是一旦它們的振動力沉降到了生命層次以下，身體自然也會掉到生命層次下面。沒錯，那種狀態就是死亡。

由此看來，排泄比進食重要太多。腎臟的血液一旦停止淨化，三或五分鐘後人就會死。

每每談起健康及生命，我們總是會聯想到血液。「退化的只是細胞外液，」卡雷爾說，

「所以為何不把沒用的液體排出體外，研發出一種類似的科技來更新體液——這樣，人不就能長生不老了嗎？」這似乎就是長生不老的祕訣了。

如何逆轉老化？

地球自轉對人體沒有任何影響。隨著歲月流逝，人的外表會越來越衰老，這是身體面對惡劣環境自行調整的結果，而且也表明了身體更徹底的適應了那些壞習慣及惡劣環境。藥物、疫苗、免疫血清及滋補藥品，不會讓你變得年輕。搬到更好的居住環境，並把生理退化過程轉變為重生過程，老化的物理表徵才會發生逆轉。

所有傷害身體的事物，都會導致身體老化。假如食物會傷害身體，那麼它也會導致身體老化。從童年開始，病痛就一直不斷在催促身體老化，因為病痛都是身體受到損害所致。患病時所服用的藥物、免疫血清都會導致身體老化，因為這些都會傷害身體。

污染的空氣、變質的水、硬水、氯化水、菸草、酒精、過度體力勞動、在夏日豔陽下的過度曝曬，以及各種各樣的放縱生活——所有這些都會導致身體老化，而停止這些做法或習慣後，身體就會得到改善。把因去掉，你就會得到療癒的果。一整座圖書館的醫學書，都未必能教會你這個簡單的因果法則。

只要人還活著，就無法停止呼吸。任何生物都需要呼吸，否則就會死去。抑制呼吸的結果，就是終止生命。

其次是水。人可以數天不喝水，假如空氣濕潤，還能堅持更久；而在乾燥的空氣裡就未必了。出海的人遭遇海難，沒有淡水飲用時，可以把身體浸入海水中，以此來提供身體所需要的水分。皮膚吸收水分時，會自動把鹽分過濾掉。

好空氣呼吸多了沒事，好水喝多點也無妨，這是人類少有的福分。但千萬不要動不動就吃太多所謂的「優質食物」，因為結果總是糟糕的。

沒有任何飲食比含鹽食物更傷害身體，它也會使身體老化得更快。不管是誰，只要堅持認為身體需要鹽，那麼他口渴時應該去嘗嘗海水的滋味。

進食是糟糕的習慣。以下的事實，可以進一步表明這一點。那就是，很少有人能免於胃腸疾病，同時便祕又是如此普遍，以至於被稱為全民疾病。假如進食對人類來說是自然的，這種情況就不該發生。

對身體來說，假如食物並非異物，就不會導致所謂的「食物器官」（消化道及其附屬器官）生病。假如身體必須要靠食物滋養，那麼病人嘗試禁食就很危險，禁食的效果就不會像看起來的那樣「百病皆治」。

我們知道，面對諸多惡習，身體會自行調整來適應許多新情況。所以，身體也可以自行調整來適應飲食。但是，少有人知道，所有這些調整都是以抑制生命活力功能為代價的。

證據表明進食是非自然的，幸運的是，我們的身體擁有一個完備的機制，當每日飲食量不過大的話，身體依然能承受這種惡習而存活百年或更久。

這樣的事實，可以在盧多維克・柯納羅（Ludovico Cornaro）身上看到。他四十歲時身體幾乎要垮掉，醫生也說他沒剩多少時間了。但他轉向自然，恢復健康，竟然活到一百零三歲，打敗了專業醫生的診斷。

柯納羅發現，有一種簡單的飲食對他的身體更好：每天攝取三百四十克的固體食物，以及四百五十毫升的新鮮果汁。在他七十八歲的壽宴上，他的親朋好友都勸他要多吃點，他勉強接受後，就把相同的飲食各增加了五十六克。如此吃了十二天後，他就生病了，身體發燒且右半邊身體疼痛。他馬上回到當初三百四十克的比率，但還是遭受了三十五天的病痛才好轉。這也是他少食的六十三年裡唯一一次生病。

這樣一個例子，就足以證明百萬其他例子的可能性。柯納羅證明了少食的威力，而醫生普遍都建議人們必須「攝取充足的營養」。**一般都認為多吃可以提高身體的抗病力，但其實恰恰相反**。

選擇更好的生活方式，甩掉惡習，搬到空氣好的環境，保持室內空氣流通，還有禁欲，「老化」的表徵就會停止，人就會回復到身體失衡之前的年輕狀態。但這需要時間，因為在改善出現前，「老化」必須先畫上句點才行。

史上第一長壽，活了二百五十六歲的李青雲

一九三三年六月十一日的《聖路易郵訊報》（*St. Louis Post-Dispatch*）報導了中國人瑞李青雲的死訊，享年長達二百五十六歲。

執筆的是該報週日版的編輯凱斯．柯曼（Keith Kerman）：「根據報導，李在一七〇三年日本大地震時已經是個成年人了，那場地震奪去了二十多萬人的性命，這可不是幸災樂禍。當華盛頓橫渡德拉瓦河（Delaware）時[5]，他即將成為百歲老人。」

「數年前中國某所大學的教授宣稱，他發現了一些紀錄，顯示李生於一六七七年。當時的滿清政府還分別祝賀了他一百五十歲及二百歲的壽辰。」

李青雲生前曾經說過，他生於康熙十六年（西元一六七七年）；他年輕時的很多故事似乎也證明，他確實記得康熙統治期間發生的大事（康熙皇帝於一六六一年開始攝政，一七二二年駕崩）。

李青雲一生娶過二十三位妻子，她們都早早先後離世，這更可看出他的長壽有多麼不可思議。一八二七年，在李青雲一百五十歲壽辰時，滿清政府發了一份正式賀信；一八七七年

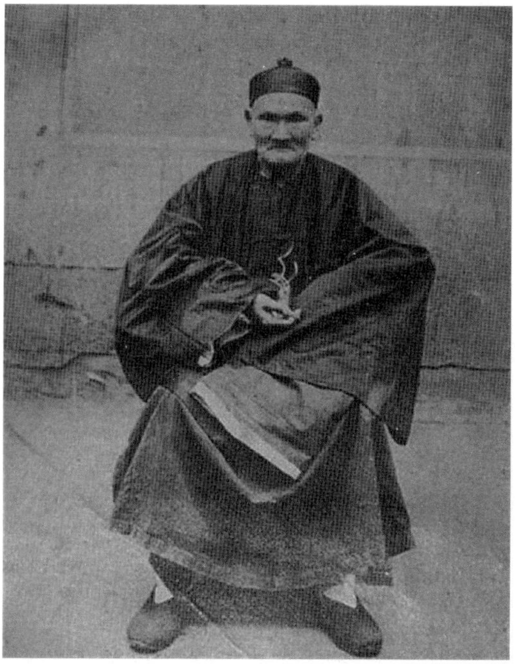

有史以來最長壽的人：李青雲（1677-1933），活了256歲，先後歷經康熙、雍正、乾隆、嘉慶、道光、咸豐、同治、光緒、宣統九代至民國。

滿清政府再次發信祝賀他二百歲壽辰。

一九二七年，李雲青應四川軍閥楊森的邀請去萬縣傳授養身之道，楊森敬若上賓，特別為他量製新衣照相，相片上標明「開縣二百五十歲老人李青雲肖像，民國十六年春三月攝於萬州」。他當時已高齡二百多歲，每天上兩堂課，每堂三個小時，但每次上完課，他依然神清氣爽。

李青雲身材高大，聲音洪亮，只缺了幾顆牙齒（他自稱牙齒已三生三落），行動力就像個活力無窮的年輕人，只要有人邀請都會非常開心投入。他不吝告訴聽眾他的長壽祕訣，而聽眾年齡從十八到八十歲不等。

5 美國獨立戰爭期間，華盛頓於一七七六年十二月率領美軍渡過德拉瓦河。

牧師威廉．古德爾（William M. Goodell）說他一八三三年在廣州時，聽到了李青雲的很多故事，而且得知他一百歲之前是個採藥人。他說，李青雲「是素食者，只吃長在地面以上的草本及鹼性水果」。[6]

根據柯曼撰寫的文章，當時一些四川耆老說，他們的祖父在孩童時就認識李青雲，而李青雲那時就已經歲數很大了。

李青雲的長壽，很大一部分要歸功於他百歲之前的採藥經歷。在純淨、充滿能量的野外空氣裡，他打下了很好的身體基礎，正是這個有利因素讓他走過了二百五十六個年頭。假如他早年把時間都花在文明世界流淚流汗的車水馬龍裡，能活上五十歲就不錯了。

身體的真實年齡，從未超過七歲

身體，從它最軟的組織到最硬的骨頭，都會不停自我更新，而且，據生理學家所說，每隔七年我們都會擁有一個全新的身體。也就是說，一個人的身體年齡從未超過七歲大，不管地球自轉了多少圈。

這樣的身體不需要進行「階段性再生」，除非壞習慣及惡劣的環境使它陷入退化及衰老。現在地球上多數百歲老人，大都居住在遠離文明及工業世界污染中心的地方。他們大多數過著清貧、居住條件簡陋的簡單生活，只吃普通、自然的食物。

所以，不要再說貧窮是疾病及短命的肇因，除非為了謀生，而迫使一個人必須辛苦出賣勞力工作。汗流浹背的悶熱商店裡、骯髒的廠房，還有充滿菸味、空氣不流通的辦公大樓，在這些地方沒命的工作，才是折壽的主要原因。

你發現了嗎？以上那些百歲人瑞的名單裡，並沒有出現科學家及醫生。假如他們知道如何生活，他們的專業知識會變得一無用處。科學家、醫生及富豪人口中少見有百歲老人，要真的找到那麼幾個，也同樣會發現他們的生活非常簡單。

因為貧窮，一個人不得不節制、節儉的過自然的簡單生活。然而，這樣的生活方式保護了身體，使它不致因為攝取過多非自然食物而阻塞自身的活力管道。

英國博物學家赫胥黎（Thomas Henry Huxley）按照蠕蟲的生活習慣餵養蠕蟲，但只有一隻例外，他也會餵牠同樣的食物，但偶爾會讓牠禁食。那隻蟲子活過了自己的十九代親人，牠們都出生、正常生長，然後死掉，但牠還繼續活著，而且很有活力。假如人也這麼做，大概會活上兩千歲。

6 譯者注：其實從意義上來講，李青雲應該是食果者，若有吃五穀雜糧的素食者不大可能活這麼大歲數。

食果與長生的關係

古希臘歷史學家希羅多德（Herodotus）寫道：「希臘最古老的先民佩拉斯吉人（Pelasgians），先於多利安人、愛奧尼亞人及伊奧利亞人到來，居住在阿卡迪亞（Arcadia）及色薩利（Thessaly），擁有列斯波斯島（Lesvos）及婁克馬諾斯島（Lokemanos），這兩個島上滿是橙林。他們以椰棗及柳橙維生，平均都能活二百多歲。」

古希臘詩人赫西俄德（Hesoid）說：「佩拉斯吉人及緊隨其後來到希臘的人，都以原始森林裡的水果及地上的黑莓維生。」

希臘哲學家普魯塔克（Plutarch）觀察到：「古希臘人，在萊庫古（Lycurgus）[7]時期之前，只吃水果。」

古希臘詩人奧奈西克里圖斯（Onomacritus）與同時期的庇西特拉圖（Peisistratus，古希臘雅典僭主）也說：「在萊庫古時期之前，每一代人都能活到二百歲。」

古希臘史學家斐洛考魯斯（Philochorus）這樣評價佩拉斯吉人：「他們那摧毀敵人的英雄主義精神及強壯的臂膀，其實要歸功於樹林裡閃閃發亮的紅蘋果。蘋果是他們的最愛，他們奔跑的速度從未減慢，甚至能跑贏牡鹿。高大的身形絲毫沒有因變老而縮小，黑髮裡從來沒有出現過一根銀絲。」

要是人能回到那個光輝榮耀的時代，那該多好。

7 古希臘政治人物，為斯巴達王族，約活動於公元前七世紀前後，據傳是斯巴達的政治改革、教育制度及軍事培訓的創始人。

第6章　身體的適應性與活力調整

不要自欺，神是輕慢不得的。人種的是什麼，收的也是什麼。順著情欲撒種的，必從情欲收敗壞；順著聖靈撒種的，必從聖靈收永生。

——《加拉太書》第六章

卡雷爾在《人，未解之謎》一書中，用了整整一章來解釋適應性功能（Adaptive Functions）這個重要主題，而且宣稱是這些功能決定了人的壽命。雖然構成人體的物質柔軟、易變，並且數小時內就會分解，但就算構成人體的物質是鋼鐵，也未必能使人體存活這麼久。對此卡雷爾解釋道：

人在生存的同時，必須克服各種外界的困難及危險。相較於其他動物，人類對周遭不斷變化的環境具有更強的適應能力。克服身體、經濟與社會的劇變，人依然能頑強地活下來。這是組織和體液的特殊運作模式，賦予人類這種承受力。身體似乎能隨機應變，不會因為情況變壞而就此崩潰不起，而是因應做出改變。每次出現新狀況，我們體內的器官都能即時給出應對措施；而且這些措施一般都能給我們盡可能長久的壽命。人體在生理過程的發展，總是盡可能地要讓我們長壽。這種奇怪的功能，特徵鮮明又機警的自動反應，使人類的生存成為可能。這就是適應性。

然而，人們對於自身的適應性功能卻知之甚少。也因此讀者或許會難以理解，為何在惡劣的環境下，身體越弱，反倒能存活越久。

抵抗力與人體的適應能力

有這麼一種說法，說這個世界充滿了邪惡的實體（evil entities，指病菌），在人類沒有察覺的情況下襲擊人類，並使人類染患上「疾病」。疾病是危險的，是能夠致命的，人類必須與之對抗，並戰勝攻克它。我們就從這麼一個不實的言論說起。

被矇騙的世人對以上說辭深信不疑，而且拒絕相信揭穿這種說辭的證據。卡雷爾一定程度上也是相信這種說法的，所以他才會聲稱：「醫學給予人類人造健康。」

根據宇宙法則，種的因是什麼，收的果就會是什麼；這個法則毫無例外（《加拉太書》）。我們應當以這個法則為指導，讓我們穿過卡雷爾用「醫學」所製造的困惑與混亂。

醫生們滔滔不絕地談論「抗病」或「免疫」理論，卡雷爾相信了。據稱，只要體魄夠健康，就能使一個人對疾病傳播的影響、病菌的入侵、惡習及不利的環境都具有「免疫力」。

醫學的理論是，人之所以會生病，都是因為身體防禦弱化之故。醫學博士暨健康科學碩士阿爾弗雷德・普爾福德（Alfred Pulford），是個行醫五十年的資深醫生，他寫道：「加重或導致肺炎的原因或許是多方面的，但都歸於一點，那就是人體自然防禦機制的崩潰。」

在一九四四年六月八日的每日專欄中，醫學博士歐文・卡特（Irving S. Cutter）說：「現在是時候想辦法甩掉冬日慢性咳嗽了。沒錯，細菌就是罪魁禍首。但是人體的基本抵抗力實在太弱了，沒辦法擺脫細菌以及由此引發的炎症。」

假如類似的理論是對的，那麼沒人，也沒有動物能夠活得長久。他（牠）們最後都會被「病菌」吞噬。

香蕉無法在寒冷氣候裡生長，因為它們的構造無法適應這種氣候。鹹水魚無法在淡水中存活，因為牠們的構造無法適應這種水環境。這就是自然科學。

萬物之中，人最完美也最完備，比香蕉和魚都要高等，因為人體具有「特徵鮮明的、機警的自動反應」，這種反應使人類的生存成為可能。人類可以改變不利環境，或者讓自己去適應這個環境，這樣才能在地球上最熱及最冷的地方生活。

這種情形下的「上下一致性法則」（The Law of Correspondence），意味著生物及其環境之間肯定存在某種和諧，否則他們就會死亡、消失。這確實時有所聞，某些動物、植物的滅絕便是例證。

關於這點，過敏症專家查理・格林（Charles W. Greene）博士寫道：「從肺部呼出的氣體大部分是二氧化碳，一小部分是有機物。顯然的，假如同樣的氣體一直被吸進呼出，二氧化碳及有機物的比例會升高，最終這些氣體也就不再適合呼吸了。」

值得注意的是，生物能夠及時地自行調整以適應糟糕的空氣；對人類而言，一開始呼吸這種污染空氣時會覺得難受，但那些明顯的不適很快就會消失。這種調整的代價必然是：所有活力功能將會普遍衰退。如果情況長期持續或是經常反覆，必然會使人受到傷害。

身體就是這樣建立「基本抵抗力」，用來抵制有害影響，以及危害健康的情況。在我們毫無抵抗地向「外界的危險」及壞習慣的不良影響投降之前，我們勢必會先減退身體活力。

人類雖然活在現代文明之中，但他們卻出生、生長在充滿污染的環境裡。剛從深山裡出來的原住民印第安人初來乍到，面對這種「文明」環境，不到一天就可能死掉。環境差異會帶來巨大的衝擊，而原本充滿活力的身體對這種衝擊反應非常激烈，甚至激烈到引發死亡。

不管某件事物多麼令人厭惡，多麼具有破壞力，只要給出時間，確保身體機能有調整的運作時間，我們就可以承受。只有突發的、劇烈的變化才會對生命造成即時殺傷力，即使是從壞習慣到好習慣的轉變也是如此。

在對不協調的狀況、有毒物質及壞習慣「免疫」的過程中，身體要先付出的代價便是活力減退。

這就是為何精力充沛的美洲印第安人沾染了歐洲白人那些委靡的習慣後，最後走到垂死邊緣。儘管這些壞習慣給歐洲白人帶來不良影響，他們卻生存了下來。這是因為他們生長的環境本就充斥著這些，身體早已習慣、適應；但身體健康的印第安人卻無法適應，所以像蒼蠅那樣死掉了。

活力退化法則，就像慢性中毒

遇到不良外力時，身體的活力會減退，以免突發死亡，這樣才能延長身體的存活期限。人是一點一點地走向死亡，而不是猝死。在緩慢步向死亡的過程中，人會一直遭受各種苦痛，直到身體再也無法承受，於是最後便「壽終正寢」了。

身體自行調適，適應本來要毀滅它的各種狀況及毒素，身體的這種力量無比強大，遠遠超出人類的想像。

活力退化法則，會讓身體自行調適到什麼程度呢？打個比方，鴉片成癮的人可以一次吸食一大撮鴉片，但要是一開始就吸食這麼大量，很有可能立即斃命。

這個法則，還能讓身體自行調適到什麼更厲害的程度呢？厲害到甚至連爬蟲類的毒液，都無法殺死身體的主人。一九五一年十月十四日的《格里特新聞》（*The Grit*）報導了一個案例——比爾．哈斯特（Bill Haast）。據說他就是這種「百毒不侵」的人。「他全身都是蛇毒，因為他從一開始接觸爬行動物，就決定讓自己對這些動物的咬傷具有免疫力。」

這個蛇屋主人給自己注射越來越大劑量的蛇毒，現在他認為他是這個世界上唯一一個真正對各種蛇毒免疫的人。「他已經被九條眼鏡蛇咬過，還被響尾蛇、百步蛇、珊瑚蛇及其他各種動物殺手咬過很多次。」

活力調整法則在抽菸和其他壞習慣中都發揮了作用，飲食也不例外。人開始進食以後，攝入的物質會進到胃部，這些物質和菸草一樣，都會毒害人體。人繼續進食，時日一久，活力調整法則就會讓他的身體與這個進食習慣取得協調。

但是這種調適，要付出的代價便是活力減退，如果這種情況長期持續或是經常反覆發生，必然會使身體受到傷害。但這就是法則，會一直如此運作下去。

我們所吃的一些食物，在很多年之後還會殘留在體內，形成毒素。身體對吃下去的某些東西，始終無法完全適應。

茶與咖啡仍然讓人生病，而且沒有人能避免這兩者對身體的危害。

當肉食者變為素食者，活力調整法則也會開始運作。然後慢慢會發展成：本來對他來講美味的肉類氣味，現在卻是那麼讓他覺得噁心反胃。假如不是親身體驗，連他本人都不敢相信這個變化。

接種疫苗真的萬無一失？

醫學上的「免疫」是透過減退身體活力來實現的。活力減退的同時，還伴隨著神經系統的弱化及麻木，而且可能還有更多負面影響。

美國人口普查局（The Federal Bureau of Census）公布了一個令人震驚的事實：一九五〇年美國十五至十九歲青年的人口數，比一九四〇年要少百分之十四，但同期人口卻增加了一千九百五十萬人。

青少年人口驚人的減少，可能是因為疫苗接種的破壞性影響——但疫苗接種本意是為了讓人體產生抗病能力。那些接受接種，想努力活到壯年的年輕人，永遠也不知道健康的真正內涵。

所有接種過疫苗的學童，到了入伍年齡時，疫苗的破壞性就會表現無遺。一九五二年六月二十一日的新聞報導說，自一九四八年至一九五二年四月三十日，一一・六％的男性（即一千二百四十一萬六千一百二十九位男性中，就有一百四十四萬三千三百一十五人）在應召入伍的系統中被列為4F級別，也就是不適合參軍。

這些人分布在美國各州、哥倫比亞區及周邊地區。而在運河區（Canal Zone），因為對兒童疫苗接種的規定不太嚴格，4F級別的人所占比例最低。

急性發作的病，無非是身體對體內毒素做出的反應，或者是如克雷爾所稱「酸飽和」的情形。其實身體對體內的毒素並不是完全免疫的，當體內的毒素飽和以後，相應的退化是無可避免的。

有毒物質、疫苗和血清會讓神經遲鈍、活力減退，從而使身體無法對毒素產生反應，這反倒讓人們誤以為自己增強了對有毒物質、不良習慣及所謂疾病的免疫力。當身體更有活力時會自行清理體內毒素，醫學上把這個清理過程稱為「生病」。

我們接種疫苗是為了不生病，但事實上，接種疫苗卻會毒害我們的身體，減退身體活力，甚至縮短壽命，導致四十五歲以後死亡率穩步上升。一九二九年七月三十日，達特茅斯學院（Dartmouth College）的福賽斯（C. H. Forsyth）教授在一篇新聞報導中，針對這一點說道：「四十五歲的壽命，是我們迄今紀錄的最低值。不僅比起四十年前要低很多，而且還在持續往下降低。」

第7章　現在的我們，是進化？還是退化？

人體上那些現在幾乎發揮不了作用的退化器官，對於早期的人類祖先可能非常重要。它們在前期被完美發展之後，在改良的後代身上或多或少都有些改變，直到作用太微小或毫無用處。

——達爾文（Charles Robert Darwin）

人體既不老化，也不耗損——但會弱化。弱化的原因，包括人類所處的惡劣環境、惡習及醫藥治療。

但卡雷爾似乎不認同惡習及醫藥治療這兩點，他只看到「外界各種困難及危險」。他認為惡劣的環境會弱化人的身體，並把人送進墳墓，他說得沒錯。但是，人類惡習及醫藥治療所帶來的危險，通常比惡劣的環境對人體的傷害還要大。

如卡雷爾所說的，當人體處在不利環境中，讓有害物質進入吸收器官（氣管及胃）時，人體會因應做出改變，而非耗損。

人體改變，可以簡略歸納為以下三種：(1)在活力調整法則下，器官及腺體會改變；(2)然後導致其功能上的改變；(3)以及細胞和組織的變質（質的改變）。

經由這個過程，身體會陷入緩慢的退化，而非立即死去。在這些條件下，身體可獲得最久的存活時間，因為身體有時間能夠因應做出改變。

1.在活力調整法則下，器官及腺體的改變會導致其中一些運轉失常，陷入休眠或半休眠狀態。其他器官在體積上必須變大，加強運轉，以彌補之前提到的損失。這會給它們增加壓力，因為在不得不面對的缺陷下，身體必須掙扎求生存。

2.器官及腺體改變所引起的功能變化，以變差居多。緩慢退化開始出現，其症狀就是專業醫生所稱的「疾病」。很快的，這些變化會被診斷為糖尿病、腎臟病、關節炎、神經炎、腰痛、風濕及其他疾病。

3.細胞及組織的質變，就是一般所稱的衰老，以往的活力及靈活會被衰老帶來的行動緩慢及肢體僵化所取代。

不是歲月催人老，而是惡習及不良環境搞鬼

身體的種種改變，不是時間的傑作，而是惡習、不良環境及醫藥治療所導致的，這種情

況從嬰幼兒時期的疫苗接種就開始了，而且終其一生都在持續著。我們的身體從出生不久，就開始被毒害、弱化，立刻就啟動了退化的下坡路，而且永遠得不到康復的機會。

因為器官及腺體處在休眠或半休眠狀態，身體及其功能就會改變，以適應面臨的壞影響。而這種壞影響會使身體失去健康、運轉效率變慢；在心靈方面，則會失去提升靈性的能力。

這種損耗在大腦層面表現得最明顯，在文明世界裡，不乏神經錯亂及神經衰弱的人，這就是證明。文明人類在靈性層面，只發揮了十分之一。

食氣者直接透過呼吸（靈性）器官吸取宇宙能量，如此才能夠在這個物質世界從事靈性活動。我們在靈性層面的活動能力之所以失靈，是因為身體發生變化，變得更加物質化。這是身體為了適應它無法控制的不良影響，而改變了體內的器官所致。身體要嘛承受這些影響，要嘛就死去。

在食氣的完美狀態下，我們的身體會從物質世界的阻礙及沉悶中解放出來；在重返完美狀態前，身體必須掙脫這些破壞性物質，如此才有餘力去使用心智來探索靈性宇宙，獲取真知。但是，我們也不該為了盡快返回食氣之路而貪快冒險。

進化還是退化？

身為醫生，卡雷爾有機會見到那些蟄伏在人體內的退化器官與腺體，但他無法確認，在人類的早期生活中，這些器官及腺體是否曾經發揮該有的作用。這些退化構造代表身體在惡劣環境下，為了掙扎求生而做出的改變。

當卡雷爾看到現代人的胃及腸時，是否意識到它們會是現在這個樣子，就是受到人類從食氣之路退下來的影響？

所謂十男九痔，很少有人能免於痔瘡的困擾，很多人也都有胃腸病、闌尾炎。卡雷爾瞭解這些驚人的事實後，難道不曾覺得有什麼不對勁嗎？身為醫生，他難道不會好好想一想，所有這些悲慘是否在暗示人類的身體已經偏離了原有的軌道？

即使是門外漢也知道，倘若機器無法有效運作，就可推測出它所做的不是本來它該負責的任務。

在身體初具人形時，無上智慧（Supreme Intelligence）為它配備了所有結構，足以應付它在任何合理情況下的需要。我們的身體生來就是完善、完整的，但是似乎並不如無所不知的上帝所預期的那樣，人偏離真正的生命之道更遠了。

現代男性身上的是萎縮的乳房，有時還能發揮作用，這樣的男人可以為嬰兒哺乳，正如我們在喬治・克萊蒙（George R. Clements）醫師在《重生的科學》（*Science of Regeneration*）一書中所見的。克萊蒙也提到，在女性體內也有退化的男性腺體。這些退化構造意味著，長久以來因為各種條件的變化而造成人體內相應的變化。

食氣者同樣擁有這所有器官，包括已發揮作用的及未發揮作用的，發育完全的及未發育的。在人類沿著退化之流漂流時，隨時都可能用到這些器官。他們從完美的境界墮落，喝汁、吃固體食物，創造出了非自然的需求及欲望，從而墜入悲慘及絕望之境。他們本該滅絕的，但無所不知的上帝早已預知，所以給人類配備了各種結構，以便可以應急。

當遇到新情況、新環境或新習慣，某些退化的器官被需要並要求進入使用狀態時，它們就會回應這個要求，長大到可以使用的程度。

達爾文稱，男女兩性體內的退化器官是原有結構的殘存物，這些結構在早期人類身上，發育得更好。達爾文對此做了深入研究：

> 任何退化狀態的複雜器官都直接證明了它們曾經正常運轉，要找出它們曾經歷的許多轉變階段，我們必須寄望於很久以前早已滅絕的古老形式。

起初，消化道是退化的、蟄伏的，情形就跟男人的乳腺一樣。一旦人們開始不吃東西，給它變回去的機會時，它就會回到最初的樣子。

身體可以做出改變以應對惡劣的環境，也可以迎合有利環境。由於體內器官及功能的改變，使得上述改變成為可能。當器官改變，它們的功能肯定會轉變到相對應的水準。要想確切詳述這些變化，得經過成千上萬年的觀察才可能實現。

然而，僅僅一個世代之內也可能發生一些驚人變化。比如說，可能由男人變為女人，或者女人變為男人。

就像我們在《重生的科學》一書所見的，倘若男人可能變成女人，徹底到甚至可以當母親；或者女人可能變成男人，甚至可以為人父親，那麼食氣者變為過食者，或者過食者變為食氣者，似乎就沒什麼奇怪或不可能的了。

就像男人變成女人，因為體內的器官及功能發生了變化，性器官隨之改變，而食氣者變為過食者，也是同樣的道理。

在現代女人身上就可以發現這種證據，她們的陰蒂就是退化的陰莖。假如那個構造對她們一無用處的話，她們的身體上怎麼還會留下那個退化的殘遺構造呢？

當人還是食氣者時，男人也問了同樣的問題。他想知道，既然那些退化的構造對他來講沒什麼用，為何還會存在呢？這要等到他退化成了過食者後，他才會明白。當他逐漸改變了習性，為了讓他繼續存活下來，他身上那些退化、蟄伏的構造開始發育，並發揮功能，以免他滅絕。於是，那些退化的構造就一路發育到能滿足環境所需為止，而現在的我們，卻認為人類一直以來都是現在這個模樣。

達爾文的著作對此談得很多，他在《物種的變異》（*Variation of Species*）一書提到變異法則時說：「所有生長在新條件下的有機體，都會發生變異。因此，一種能變異的有機體，一旦開始發生變化就不會停止，至少記載上還沒見過停止的例子。迄今所知最古老的物種，還能夠產生新的變種。」

昆蟲學家威廉．科比（William Kirby）和威廉．史賓塞（William Spence）在各自的著作中分別描述到，在變異法則下，蜜蜂是如何在一代之內變化身體構造的。

> 假如取走蜂群中的蜂王，而以工蜂幼蟲替代，給牠們建立蜂王巢，餵牠們蜂王漿，不超過兩天，當牠們從蜂蛹裡蛻變出來時，就會長成完全的蜂王，牠們的形狀、本能及力量完全與工蜂不同。但假如牠們還待在原來的蜂巢中，就只能長成工蜂。
>
> ——《重生的科學》

有些人可能會問道，既然人類最初只以空氣及宇宙射線維生，那為什麼還要長出牙齒及消化道呢？

牙齒長在口中，是為了讓我們能夠順利說話。當飲食人們再度變為食氣者時，某些發育出來的器官就會縮小，變回初始的狀態。

人體內有一個預見及預做準備的功能，會預料到將會發生的未來狀況，並做好準備。只要它掌握到正在進行或甚至是既成事實的狀況，甚至比遺傳及環境的影響還要大。

預見是一種力量，這種力量將幫助人類意識到非自然使用物質或事物會產生的最終影響，然後透過活力反應來對抗這種影響。只有在這種基本反應遭到漠視時，它才會透過活力調整法則屈服於這種有害影響。我們永遠不要忘記，這種調適的代價只有一個：弱化所有活力器官的功能。倘若這種情況長期持續或經常反覆，必然會傷害到身體。

人體殘遺的某些退化器官曾經為滿足某種目的，而完全發揮過作用。當人類退化到較低層次，在較高層次時期發揮作用的器官就不再需要了，然後它們就會萎縮蟄伏；而現代科學把它們視之為猿猴階段的附屬物。有些醫生說，我們不知道它們是會繼續發育或是退化蟄伏。但事實上，這兩件事都在進行——有需要時就「發育」，用不上時就「蟄伏」。

需要用到時，退化蟄伏的器官就會發育，而且運轉起來。假如人體內某些退化的器官，在食氣時代時是發育完全且能運作的，那麼當它們再度被需要時，就會甦醒並慢慢恢復到初始狀態。

我們對現在的人類知之甚少，對初始的人類更是無知。從初始狀態一路下來，所發生的一連串變異是退化而非進化。物理學認為人類是往不斷升級的道路上走，但事實表明，完全相反。那些自生自滅的物種，從來沒有在結構和功能上有過任何進化，反而是一直在退化。否則，最低等的人類，不用任何努力就會因為（無條件的）進化而變成高等的生物。隨波逐流不是我們應該做的，否則我們被賦予的體能與腦力就完全沒有必要了。墮落的人走的是一條最不費力的路，而揚升需要努力，否則只有隨波逐流。

第 8 章　禁食與食氣

禁食是一種最棒的療法。

——十六世紀名醫帕拉塞爾斯（Philippus A. Paracelsus）

禁食實驗證實了生命力、熱量、礦物質等，並非來自人類的食物，而是來自宇宙射線。宇宙射線濃縮為可見物時，並沒有失去原有的特性，生命力便是其一。

根據卡路里（熱量）理論，科學認為生命力和熱量來自食物中碳水化合物的燃燒。此一理論極其荒謬地把活生生的有機體比作蒸汽發動機。

俄國科學家拉霍夫斯基（Geroges Lakhovsky）認為，活細胞是一種被宇宙射線這個活力之源啟動的電磁實體，而細胞的進化同樣也是在宇宙射線的引導下進行的。宇宙射線在人體內物化為礦物質，並生成活力環境，使大氣中的氮合成人體蛋白質、大氣中的二氧化碳合成人體脂肪。

我們吸入的空氣中，有五分之四為氮氣。身體將吸入的氮在消化道與氫結合，從而形成蛋白質。身體根本無法吸收蛋白質食物中的氮，事實上，身體攝取的所有蛋白質氮，最後都變成新陳代謝的終端產物而被排泄掉了。

禁食可以快速修復身體

要是沒有嘗試過禁食，沒有給身體一個清除陳年髒污的機會，我們無法意識到體內到底有多髒。

一般人的身體內滿載著多年累積的髒污，而身體已經適應了這種狀況，並會為這些錯誤及放縱付出代價。當我們停止使我們變老變醜的錯誤，這些累積的毒素便開始消解，並透過皮膚、肺部及膀胱等排泄管道排出體外。

當排毒繼續進行，你會頭痛、無力、嘔吐，皮疹也會冒出，這些細節我們全然不懂原因何在。多數人見到這種排毒反應都會感到害怕，別人也會建議他們「趕快停止這種毫無意義的禁食」。

而一旦開始進食，身體的淨化就會停止；而當排毒程序被打斷後，所有症狀會得到緩解。由此他們得到一個結論，醫學宣導說得沒錯，吃東西對身體來說是必要的，而禁食有風險。

但事實上，他們會感覺到身體舒服多了，只是因為身體停止了排毒。當身體開始清理各個隱蔽角落，排出惡臭髒污時，我們會覺得難受不舒服。

這類髒污會以脂肪、腫塊、無膿瘡、腫瘤、癌症等各種形式，在體內靜靜潛伏著。但身體正在把髒污往外排時，我們會對天氣變化越發敏感。因為突然的溫度變化會刺激及喚醒身體的各種力量，讓它們變得更活躍。要知道包裹在細胞兩端的是一層層的腐爛髒污，或許要被撕開一個口子才得以有上述結果，因為正是這些髒污阻礙了細胞與生命法則之間的連結。

大吃大喝會讓身體充滿髒污，患上各種病症；而禁食則會讓身體自行清理。

莫古利斯（Sergius Morgulis）教授寫道：「透過禁食，各個感官的敏銳度都提高了。勒萬金（Agostino Levanzin）教授禁食三十一天後，視力比剛開始禁食時提高了一倍。」

德國名醫阿道夫・邁耶（Adolph Mayer）把禁食稱為「神奇療愈」（Wonder Cure），他以此治療病人都獲得驚人的療效：「在已知治療疾病的方法中，禁食是最有效果的。」

德勒斯登（Loschwitz）療養院院長齊格菲・穆勒（Siegfried Möller）說：「禁食是唯一自然的進化方法，因為透過系統性清理，人體的各個生理功能會逐步正常化，從而再度獲得平衡。」

提倡自然飲食的埃默特・登斯莫爾（Emmet Densmore）博士寫道：「我們發現多數長壽的人之所以長壽，其中一個最重要的原因就是——進食量適中。」

埃文斯（Charles W. Evans）醫師說：「在長壽的例子裡，根據希臘歷史學家普魯塔克

（Plutarch）的研究，古代英國人『二百一十歲時才開始變老』。他們的食物幾乎只有橡子、漿果，還有水。」

芝加哥大學的安東・卡爾森（Anton Carlson）及瑪格麗特・昆德（Margaret Kunde）博士發現，禁食十五天就能讓一位四十歲男性的機體組織回復到十七歲的生理狀態。這個驚人的發現，似乎能解釋以下《聖經》中的論斷：

> 他的肉要比孩童的肉更嫩；他就返老還童。——《約伯記》
>
> 你如鷹返老還童。——《詩篇》

有更多的例證都能證明食物對身體的傷害。吃得少、吃得簡單，我們就會更加長壽，外表更年輕。

禁食之後，病人的身體會自動恢復平衡。就像施了魔法般，疾病消失，健康回歸。克萊蒙・皮爾遜（Clement Pearson）醫師曾經提到，他讓一個病人禁食三十天後，病人二十餘年的腫瘤就消失不見了。癌症治療專家鐘斯（Eli G. Jones）博士如實記錄以禁食來殺死癌細胞的個案。事實是，只需要把（患病的）因去掉，你就會得到療癒的果。

有時禁食的病人在第二十天或第二十五天會開始嘔吐，這種情形可能會斷斷續續兩、三天，然後他們看起來會非常虛弱。但是等到把長達二十多年積存在體內的髒污排掉後，他們對於活力的提升都會感到不可思議。

這些髒污會使細胞兩端腐爛，影響了生命力（Life Force）的接收。當髒污被去除、排出後，當細胞與生命力重新建起更好的連結後，病人的活力就會立刻提升。這個事實，只有對病人禁食治療有經驗的醫生才清楚，但傳統醫學會一本正經地駁斥這種說法；而正統醫生，也沒有人有勇氣做這樣的嘗試。

禁食期間體重會減輕，是因為體內有毒素的關係。自體中毒（autointoxication）的狀況之一，就是釋放的體內毒素會分解體內蛋白質和脂肪。

假如身體足夠純淨，禁食期間便不會中毒，體重也就不會減輕。但通常情況是，假如一個人計畫禁食十天，進行了八天後，那人的體味會很難聞，就像腐爛的屍臭味一樣。

禁食期間，生命活力會隨著減退，不是因為缺少食物提供的能量，而是自體中毒導致的。因為，食物是不能生成能量的。

拉霍夫斯基透過他的實驗說明，人體內的蛋白質和其他物質是宇宙射線通過人體生理過程轉化而來。

拉霍夫斯基說，有機體的生長和維持是宇宙射線的功勞。有機體是這些宇宙射線的實體化。當宇宙射線撞擊地球大氣層時，產生超電子流這種細微的物質，這些超電子流（最終）

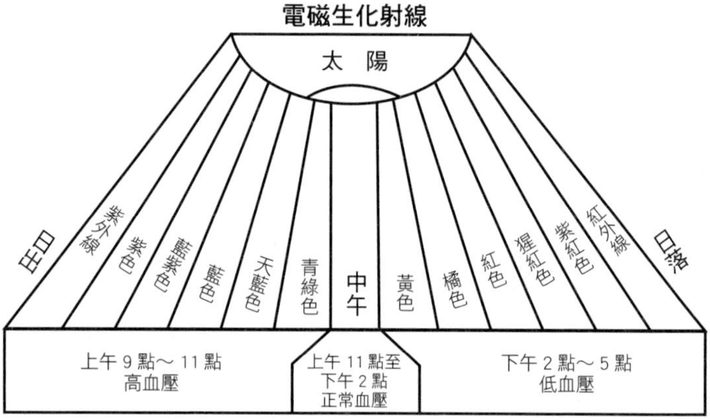

光譜的不同顏色代表不同的礦物質群集，由此對應血壓的變化，可知人體會從宇宙射線中吸收礦物質。

會形成和物化為粗重的礦物質。因此，身體是「宇宙食物」的物化。

拉霍夫斯基經由實驗證明了這一點。他把單細胞生物放在密封的試管內，經過一段時間的生長後，測量試管內鐵含量的前後變化。他發現儘管實驗試管密封完好，試管內的鐵含量卻隨著細胞的分裂而增加。

那些多出來的鐵，來自於跟細胞協調融合的宇宙射線。這些細胞以鐵的振動頻率吸收了宇宙射線，然後射線再物化為鐵原子。這表明，身體細胞也是透過宇宙射線來維持生機的。

艾德溫．巴比特（Edwin Babbitt）醫生根據光譜的顏色與不同礦物質的對應關係，來說明陽光在人體內被轉化為礦物質的原理。至於食物的全部作用，只是提供某種特定的刺激而已。

一九二九年七月十九日的新聞報導：有一個癌症患者透過禁食完全康復了，還附有患者及護士的照片，照片下方有以下一段話：

亞伯特．沙爾（Albert Schaal），五十八歲，是加拿大曼尼托巴省（Manitoba）的亞麻大王，在舊金山執業醫師哈利．邦德（Harry C. Bond）的指導下，進行四十九天的禁食，以此治癒癌症。

一九三八年一月二十五日，羅伯特．雷普利在「信不信由你」專欄提到，喬瓦尼．蘇奇（Giovanni Succi）巡迴歐洲十年以公開演示禁食之道。他的示範經過嚴格管控，持續三十至四十天。在禁食期間，他全天二十四小時都處於大眾視線下。在這十年中，他一共示範了八十次為期三十天的禁食、二十次為期四十天的禁食，總共禁食了三千二百天。也就是說，十年之中，他有八年零二百八十天都不吃東西。

食氣重生的摩爾女士

所謂「有為者亦若是」，別人能夠做成的事，相信自己也做得來。倫敦有位女士聽到了一個古老的傳說，大意是說遠古的人類祖先是不吃東西的，所以她就想親自驗證看看。

一九五一年六月十七日《倫敦週日紀事報》（*The London Sunday Chronicle*）刊出了芭芭拉．摩爾（Barbara Moore）女士的一張照片，還有她的故事。據說她的日常「飲食」只有空氣、陽光，偶爾會來一杯水。

有一位五十歲的婦人，看起來只有三十歲，她成功逆齡，還希望至少能活到一百五十歲。之所以如此，是因為她逐步放棄了食物。

二十年前，她也是一日三餐，如一般人一樣飲食。在後來的十二年裡，她逐步減少進食量，直到每天只吃一餐也照樣活得健康，這一餐包括青草、繁縷、苜蓿、蒲公英，偶爾會喝一杯果汁。

五年前，她又改了飲食，只喝果汁，生吃番茄、柳丁、青草及某些藥草。現在，她只喝一杯加幾滴檸檬汁的水，以消除水中的氯氣味。[8]

她說：「陽光和空氣中，有很多物質不是肉眼或科學儀器所看到的那樣。奧祕在於找到方法來吸收這些物質——宇宙輻射——並轉化成食物。這就是我所做的。」

每年她都去瑞士呼吸清新空氣、爬山，而且只喝溪水。她解釋說：「你瞧，我的身體細胞與血液全然改變了，現在我不再有炎熱、寒冷、飢餓或疲勞感。」

她繼續說道：「不論冬天或夏天，即使是在瑞士，我也只穿一件短袖套衫及裙子。冷天時，人們會驚訝地盯著我看。他們縮在皮毛大衣裡還瑟瑟發抖，我卻感覺非常暖和。我每天只需睡四到五個小時來放鬆精神，因為我的系統裡沒有毒素，我從不生病。」她還說：「我逐步進化我自己，從食素過渡到食果，然後是食汁，現在我正在向攝取宇宙食物（Cosmic Food）努力中。我已經過了吃的階段，即使想吃也吃不了，因為我的消化器官已經發生巨變，無法處理任何纖維了。」

芭芭拉說：「我越來越年輕。假以時日，任何人都可以像我現在這樣。不幸的是，多數人都把吃當成人生一大樂事，認為不吃東西就是受罪。其實不吃東西，是身體在自行調整，以便躍入新的階段。我現在感覺任何食物的味道都特別噁心。」

這就像素食者，一聞到肉味就感到噁心反胃一樣。如果他們茹素已經有很長一段時間，突然吃肉還會讓他們生病。透過這個常見事實及其他體驗，我們可以推測得知，食氣者第一次嘗試吃東西時，也會生病，就像青少年抽第一根菸會覺得不舒服一樣。道理古今皆同：吃東西會讓人生病，而禁食則會讓人回復健康。

---

8 作者注：消除水中的氯氣味並不能去除水中的毒素，如果她繼續長期喝那種水，就會引發疾病。

從食氣退化到過食

以往的食氣者，他們的消化道是蟄伏退化的，反之，他們的肺部功能卻比現代人要強大得多。人類在開始有進食習慣後，消化道會被迫變大，而肺部則變小、呼吸器官功能變弱，因為進食降低了人體對「宇宙食物」的需求。

從食氣的最初狀態，歷經歲月變遷，人類的身體也逐漸發生變化，一路退化到目前的過食狀態。人體已經從最初的超級實體，轉變成要靠粗俗製品維生的食物上癮者了。

為了適應這樣的向下發展，我們的身體必須隨之改變來因應；反之，一旦你向上發展，離食氣越來越近，身體為了因應也必然會有變化，就像發生在芭芭拉·摩爾身上的改變。

身體會因為被濫用而陷入退化，但它也會在適當的照顧下，獲得重生。

2

飲食面面觀

法則 1：生命一定會朝著健康的方向努力，

疾病則是因為生命自然功能受阻。

法則 2：病痛是身體努力要擺脫體內毒素的反應，

而這些毒素又來自糟糕的環境及不良習性。

我們生活的各種法則，原本的立意都是良善的，都對我們有益。

這些法則不應因時間而改變，任何人也不能避開而任意妄為。

我們所能做的，就是讓自己與它們和諧一致，

這樣就能過上健康幸福的生活。

第9章　食肉的害處

在大自然裡，我們經常會觀察到一個令人費解卻也相當簡單的現象——盛衰起伏。盛衰會交替，由盛而衰或由衰而盛，循環不息。人類已經退化，這種退化都是因為飲食而起。人類正在走下坡，但我們希望在縮短壽命這一點上，目前已經降到極致；也希望在目前這一代中，人類能逐步回到最初天賜的飲食。

——埃文斯，《如何延壽》（Charles W. De Lacy Evans, *How to Prolong Life*）

埃文斯醫師表示，自造物之初，地球人類的壽命就逐漸縮短，且生命力持續衰弱。但科學和宗教都告訴我們，人類肯定會再度興盛，世壽也必會延長。

早在七十二年前，埃文斯就做出以上的論斷。假如他今天還活著，肯定會失望地看到人類還沒有開始逐步回到最初天賜的飲食——水果和堅果。不過他說，人類的這種退化只是因為飲食，這種說法無疑是錯誤的。

半個多世紀裡，關於食物及飲食的書，我讀了一本又一本，而且一直密切追蹤各種解釋與爭論。我發現，那些推崇素食主義的人都會忽略食素的弊端，而肉食主義的人也有同樣的問題。

在提倡素食主義的書裡，作者們一點都沒有談到或根本有意避開吃蔬菜及穀物的害處。同樣的，鼓吹肉食主義的書裡，作者們也小心翼翼地忽視吃肉的害處。這些作者的「半個」真理，讓讀者迷了路。而半個真理比謊言更危險，因為它更容易誤導人。比如一位作者寫道：

> 紐西蘭原住民與南洋諸島島民的飲食，包括魚、肉、家禽、蛋、水果、漿果及海藻，所有這些食物都含有相對少量的土質物。當他們活到一百歲時，仍然非常健康、充滿了活力。而且據說，即使他們已是百歲人瑞，跟歐洲那些健康的年輕人相比，仍然不遜色。
>
> ——登斯莫爾

我們不懷疑這些說法。但是有一點不可忽視，那就是，上述提及的長壽者所生活的地區，都遠離文明中心，而且也不會受到這些中心的退化影響，更呼吸不到這些中心的污染空氣。不久的將來，我們將會覺察到污染空氣的危險有多大，而這樣的空氣正以驚人的速度把文明人類拖垮。

南洋島民過著更自然的生活，呼吸更優質的空氣，賴以維生的飲食也比文明人類的傳統飲食對身體的傷害要少。假如這些當地人，在他們宜人的環境中，只吃水果及漿果，無疑會比當前壽命增加一倍，甚至可能兩倍之多。

奶油、牛奶及乳酪到底該不該吃？

希臘歷史學家希羅多德曾經提到，衣索比亞有個民族以長壽而聞名，直接就被稱為長壽者（Macrobians）。他們的飲食幾乎都是烤肉及牛奶，兩者所含的土質物均很少。希羅多德說，他們以其「美貌及大塊頭著稱，兩方面都遠超過其他種族」；登斯莫爾說，他們的壽命長達一百二十歲，有些則活得更久。

漁夫及近海生活的人主要以魚肉維生，他們也健康長壽。

主要以魚肉及其他肉類維生的飛禽類，比如鵜鶘、禿鷲、隼、鷹、貓頭鷹，比其他馴養家禽要活得更久，那是因為雞、火雞及鴿子等馴養禽類，吃太多糧食了。

十八世紀美國商船的船長詹姆斯·賴利（James Riley）聲稱，沙漠裡有一些阿拉伯部落，基本上以飼養的駱駝奶維生，他們不生病，壽命也很長，精力與活力充沛。

我經常聽到的是，在這片廣袤的沙漠裡有很多阿拉伯人可以活到兩百多歲，甚至更久。

他們從出生到死亡，都過著非常規律的生活；那裡的氣候乾燥，一年四季沒有什麼變化，他們不需要重體力的勞動，但為了健康也會進行足夠的鍛鍊。

駱駝奶幾乎不含土質物，對身體幾乎沒有傷害；人類本來就不應從事文明社會那些重體力勞動的工作；居住環境的氣候穩定；他們生活規律，而且，更重要的是，他們吸入的「生命氣息」沒有被文明的毒氣污染。以上這些都是長壽的有利因素。

約翰·史密斯（John Smith）在他的書中，舉了麻州小鎮舒茨伯里（Shutesbury）人瑞埃弗拉姆·普拉特（Ephraim Pratt）的例子，他生於一六八七年，逝於一八〇四年，享年一百一十六歲。最後四十年，基本上他只喝牛奶，但直到過世那天，他的體力都可以「割上一大片草」。

史密斯還提到了一個叫「保羅隱士」（Paul the hermit）的人，出身埃及貴族的他活到了一百一十五歲，獨自在沙漠裡生活了將近一個世紀，基本上以椰棗和泉水維生。還有一個活到了一百二十六歲的人瑞，他是匈牙利格姆普斯（Gompus）的牧羊人，「完全以牛奶、牛油及乳酪維生，從來不生病」。但在那個時代，還沒有出現人為加工、美其名稱之為「巴氏殺菌」[9]的牛奶。

儘管牛奶、牛油及乳酪一類的食物比人類其他食物對身體的危害要小，但仍不適合身體所需。科學研究發現，血管及組織硬化的誘因之一，便是牛奶、雞蛋、牛油及乳酪所含的膽固醇。就如某位科學家所說的：「曾經有實驗認為全麥一類的食物會導致動脈硬化，但毫無疑問的，動脈硬化的根本原因在於其內壁沉積了太多的膽固醇。」他還說：

> 這是一個有趣的事實，那就是：老化器官的膽固醇過多，會引發動脈硬化這類病症，進而引發癌症、腫瘤……除了人類，其他任何一種動物都會在嬰兒期斷奶；但人類終其一生都在喝奶，或者把牛奶加進各種食物之中。幾乎沒有動物會吃蛋，就算吃也只是在三到四週的產蛋季，不像人年年都在吃……膽固醇是一種動物脂肪，肉、魚、家禽、蛋、豬油、牛油、牛奶、奶油及乳酪中都有。因此，要想緩解老年各種不適，首先需要做的便是在飲食中排除上述動物製品。

看到這裡，你應該就能瞭解何以史密斯這些人會說：「人吃是為了不死，但實際上卻是找死。」這個悖論本身已經不言自明了。就算是孩童也能理解，假如一個人以駱駝奶、椰棗、泉水維生，能活上二百歲；但假如以肉、穀物和蔬菜維生，則可能只能活到五十歲。壽夭的差別，主要在於飲食不同，還有氣候、空氣、勞動強度等多種因素。

假如我們把一切都歸咎於飲食，是錯誤的。在同樣條件下，一個吃著現代文明食物的人，假如他攝取的量很少，少到能讓身體及時處理掉的話，也可能和這些阿拉伯人一樣，活上兩百歲。

你是否也掉進了提升活力的陷阱裡？

現在列出的一些事實，經常被支持肉食的人所精心掩蓋，這些人堅信魚、肉、奶的飲食組合會使人長壽、精力充沛。

比起蔬菜及穀物，動物性食物所含的營養成分對身體的刺激性更強。正因如此，動物性食物會加快所有身體系統功能的運轉，於是能在短時間、片面的改變活力狀態，因此從總體來看，這樣的活力狀態稱不上完美。

哈佛生理實驗室的摩爾（Moore）博士證實，吃肉會加快心臟跳動，強度及持續時間都很驚人。吃一頓肉食後，心臟跳動次數要比平時多二五%～五〇%，而且在受試者身上可持續十五到二十個小時，總增加的跳動次數多達好幾千次。

9 此指低溫加熱殺菌法，由法人巴斯德（Louis Pasteur）發明。

這是因為心臟跳動與血液流動是一致的，這說明了對身體刺激性強的肉食會加快血液流動及身體器官的運轉。此一發現，也被紐約人壽的保險精算師亞瑟・亨特（Arthur Hunter）博士證實，根據他的調查顯示，吃肉會加快身體運轉及心臟搏動，也會使血壓升高。

這種刺激效果看起來是因為吃肉之故，但事實上，這是由於吃下肚的肉快速腐爛所造成的。肉類在消化道內的腐爛，會產生一些最致命的毒素，化學家對此非常清楚。我們身體本有的智慧感覺到了危險，知道必須要快速清除毒素，以便把對組織及器官的危害減至最低。因此，所有功能的運轉都加快了速度，好盡快把危險的敵人驅逐出境。

弔詭的是，這種功能運轉的加快，會使我們彷彿覺得身體更強壯、精力更充沛，而誤把這一切歸功於吃肉的效果。但是這種短暫的活力提升，需要付出的代價有多大，我們根本一無所知。

在整個動植物王國裡，再沒有比這一條更普遍、更確定的有機生物法則了：在健康、活力狀況及活力運轉持續穩定的情況下，有機體生長得越慢，整體發展就會越完美、越對稱。從維續生命來看，一旦堅持只以水果為食，凡是涉及到身體系統的發展及維護的所有變化，都會以最健康的方式進行得緩慢且完整。

從人類每個已知的體質法則，可以得出食果對身體發育的全面性、均衡性及完美性都是最好的選擇，對其他所有物種來說也一樣。

肉食者體內組織的快速轉變，是一種為了求生存的狀況。只有讓體內物質隨食物發生變化，重要的器官才能得到更好的保護，以防止腸道內及血液內正在腐爛分解的肉所產生的毒素，侵害這些器官。

另外一個事實也值得關注，同樣跟我們的主題有關。目前為止的化學試驗都顯示，所有動物的乳糜[10]都是一樣的，可能由某些食物形成。至於其生理特點及對人體的影響，隨著進食的東西不同而有所差異。

生理學家一致同意，肉食形成的乳糜在體內腐爛分解的時間，最長是三至四天，而蔬菜類食物形成的乳糜，因為質地更純，可能會被留在體內很多天也不會腐爛（世俗普遍認為蔬食更易消化）。他們也發現，從肉食者身上抽取的血液，比起素食者的血液，會腐敗得更快；身體其他部位也是如此，以肉食為主的人，體內的溫度，總是比素食者更高，所以也就更易腐壞。

舉例來說，有兩位同樣健康、精力充沛的同齡男子，一個以肉食為主，另一個只吃蔬菜、喝水，兩人某天突然遭槍擊死亡。當時天氣溫和，兩具屍體常溫存放，那麼素食者的屍

10 乳糜是像牛奶般富含脂肪的液體，由淋巴液及三酸甘油脂的小滴所構成。食物在經過消化後，大部分的營養會由腸絨毛吸收至血管內，而脂肪及部分蛋白質則進入淋巴管，這些進入淋巴管的營養物質即為乳糜，會進入身體循環。

體會比肉食者更耐存放（擺放時間可能多一～二倍），而且也不會因為腐爛而散發出難以容忍的屍臭味。

這裡還要注意一點：相較於肉食者，從素食者的肺部、皮膚、腎臟及消化道排出的廢物，都比較乾淨。也因此，素食者的呼吸、汗液及體味沒有肉食者那麼難聞。

由以上事實可以推出，肉食者的乳糜變化越快，身體骨化、硬化、僵化的速度就越快，而且身體所有朝朽壞發展的進程都會加速，催化退化、老化的速度。

因此，從養生及長壽的角度來看，以肉類為主的飲食，當然比不上以水果及堅果為主的飲食，後者的淋巴及血液受到化學分解的影響較小，而且身體因進食引起的變化也不會那麼大又快。

十九世紀德國著名醫師胡費蘭說：「一個人成長得越慢，越晚成熟，他所有的力量會持續更久，壽命越長。一個共通的自然法則是：某個生物能夠活多久，是與其長大及發育所需的時間成正比例的。」

欲望、病痛，都是肉食後遺症

肉食的許多刺激性反應，都是因為肉在胃部、腸道及血液中的快速腐壞所致。我們的身體為了拚命自我保護，只好讓身體快速運轉，以盡快排除毒素。這個過程年復一年、日復一日地進行，這些肉食受害者就只能加速自掘墳墓了。

英國醫師亞歷山大．黑格（Alexander Haig）說：「人類遭受的七五％、最可怕的病變，都是攝取非自然食物帶來的毒素所致。大自然以完全不會讓人誤解的方式告訴我們，人類是食果者，而非食肉者。」

自然養生專家艾德蒙．石基理也說，對人類來講，肉食比尼古丁更危險，因為尼古丁是單一毒素，而肉食含有八種危險毒素。他補充說：

> 在英格蘭的維斯特伽茲（Westgaards），當地人的主食是肉食。對當地死亡率所做的統計資料顯示，每十萬個人之中，僅有一人能活到一百零七歲。十萬名新生兒中，有三萬人於出生第一年就夭折，還有一萬一千人於第二年夭折……如此高的嬰兒死亡率只有一個原因：母親的器官被肉食中的毒素完全毒害了，當嬰兒還在子宮時，母親身上變質朽壞的液體就已經在侵害胎兒了。
>
> ——《宇宙療癒》（*Cosmotherapy*）

肉食者的胃部、腸道及血液中，那些正在腐壞的肉食不斷產生毒素，造成對身體過多的刺激及中毒。

如果一個人從小就是肉食者，中毒情形就比較深，而且會發展為慢性的、長期的中毒。由於他的身體及器官已經適應了這樣的情況，他的神經及大腦對中毒漸漸反應遲鈍，因此他本人不會確切感受到正在遭受的毒害。相反的，大腦和神經反而開始習慣並要求這類的刺激，也就是說開始對刺激物上癮了。一旦沒有在平日的固定時間攝取肉食、咖啡及麵包，大腦及神經就會抗議。

酒精中毒，就是毒素麻木了大腦及神經。污染的空氣也會造成相同的致命影響。任何毒素，假如毒性太強或攝取過量，都會引發致命後果。

肉食者、嗜喝咖啡及可樂者、吸菸者——都是慢性中毒者。當他們不再接觸這些東西，影響會開始消退，神經會警醒過來。然後，麻煩也就來了。

假如是輕度中毒，反應的症狀就會比較溫和。但假如中毒很深，症狀會很厲害，給中毒者帶來更多的不舒服及病痛。

飢餓感、不適感、緊張感、虛弱感，其實都是神經起而抗議的表現，因為它們已從慢性中毒的狀態下甦醒了，慢慢變得敏感起來了。

但這些身體反應卻嚇到中毒者了，於是他們去看病，醫生則開立另外一種毒素，來麻木及弱化正在抗議的神經。那種毒素停止了病人的症狀，「治好」了病人。

一旦身體適應了這種慢性中毒，反而會渴求持續供給刺激性毒素，好讓身體保持那種狀態不變。身體對它們上癮，必須得到它們才會干休。要是刺激性毒素遲遲不來，神經就會激烈抗議，然後人就會開始攝入藥物及血液毒素一類的代用品。

我們一手創建了我們生活其中的世界。為了改變我們的世界，我們必須改變自己。我們的生活方式，創造出我們的上癮症及病痛。我們應當瞭解我們的壞習慣，並加以克服。我們應當清楚吃什麼喝什麼才對，應當清楚如何與宇宙法則和諧共處——然後照著做。代用物，解決不了問題。

吃肉不安全，旋毛蟲感染症不可不防

我們都聽說過旋毛蟲感染症，旋毛蟲（*Trichinela spiralis*）是寄生在動物肌肉組織中的一種囊蟲，狗、貓、老鼠、豬及許多哺乳動物都可能成為宿主。人類感染的主要途徑是進食未煮熟且帶有旋毛蟲包囊的肉類，尤其是豬肉。大多數為無症狀感染，可自動痊癒，但嚴重者可能有致命風險。

最近，《治療文摘》（*Therapeutic Digest*）中有一篇文章提到，透過一種特別的技術可以看見旋毛蟲。屍檢結果顯示，俄亥俄州的克里夫蘭，多達三五％的市民死亡時都有旋毛蟲感

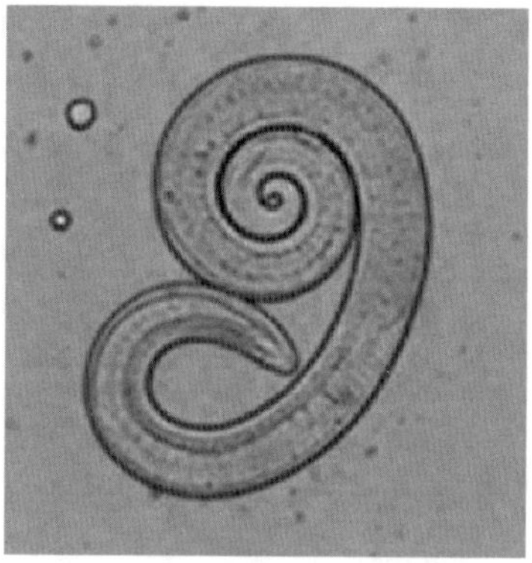

旋毛蟲是分布全世界的一種寄生蟲，因為常見於生豬肉製品中而被稱為「豬肉蟲」。

染症；在華盛頓是二四%；在明尼亞波利斯（Minneapolis）及紐約州的羅徹斯特（Rochester）是三一%；在舊金山是四三%；在波士頓更是高達四九%。至於全美國，則一共有四千八百萬人曾經或正患有旋毛蟲感染症。

倘若你非吃肉不可，但又不想連旋毛蟲一起吃下肚，就要把肉充分煮熟，以殺死寄生蟲。畢竟，吃進死蟲子總比吃進活蟲子要強多了。

當然，我們不建議你吃肉。不過，一旦你想回歸到食果者的階段，在逆轉飲食的過程中，你可能要喝未經巴氏消毒的牛奶、吃不加鹽的乳酪及牛油，直到最後能夠完全擺脫掉這些食物為止。在回復生機的過程中，相較於蔬菜及穀物類，這些食物對身體的傷害更少。要特別強調的是，鹽不該使用在任何你要吃進去的食物當中。

一九一八年六月，任職於美國林務局的亨利．格雷夫斯（Henry S. Graves）在《指導》（*The Mentor*）月刊發表了一篇名為〈森林〉（The Forest）的文章，其中寫道：

> 對原始人類來講，森林提供他們食物，也提供庇護之所。然後，當人類變為食肉者後，

就離開了森林，尋找無樹的平原，因為在平原上能找到大量的動物，供他捕食。

丹麥裔美籍作馬克斯．韓德爾（Max Heindel）寫道：「在月亮時期（Moon Period），人以大自然的乳汁維生。宇宙食物為他所用，而飲用動物奶是為了讓他更容易與宇宙力量溝通。」所謂「自然乳汁」指的是新鮮的水果、漿果及椰汁。人類應當盡快轉變到這種飲食，然後透過減少食物及其他液體的攝取量、進入空氣良好的山林，進一步提升到食氣的階段。

精製鹽是百病之源

精製鹽是鈉及氯化物的化合物，屬於無機礦物質，動物的身體無法吸收——進入體內時是鹽，排出時還是鹽。

鹽對身體的所有組織來講，都是一種致命的刺激物。在你的眼裡放些鹽，你就知道滋味有多麼不好受了。

食物中的鹽會刺激胃黏膜，細胞為了自保會分泌黏液。當鹽進入腸道之後，腸道黏膜還會分泌更多的黏液來自保，假以時日就會導致黏膜炎。

任何物質，不管是鹽、污染空氣、胡椒、醋、香料及其他任何的刺激物，只要是會刺激身體細胞的，都會導致黏膜分泌黏液自保，然後很快就會導致黏膜炎。

鹽刺激細胞，然後細胞會要求你喝水來緩解這種刺激。這樣的非正常口渴，會導致身體水腫。

隨著鹽年復一年的持續刺激細胞，組織、血管會硬化，使得血壓升高，隨之而來的就是一連串的身體毛病。

有一部分的鹽會經由血液輸送到腎臟，再經腎臟過濾，很快的，鹽對腎臟的刺激會引發腎臟炎。

亞歷山大·黑格醫師證實，鹽會阻礙尿酸排出，為痛風、坐骨神經痛、風濕、腰痛埋下隱患——所有的症狀都是鹽在作祟，而現實中，這些都被醫生診斷為「疾病」。

當你慢慢變老，食物的味道會發生變化，這是因為頻繁使用鹽、香料及調味料的結果。它們會麻木舌頭敏感的味蕾，弱化你的味覺。習慣吃鹽的人會說不加鹽的食物淡而無味，無法下嚥。這取決於你的飲食偏好。在自然狀態下生活的食肉動物沒有一種是吃鹽的，除非是後天習慣養成。就像人，動物也會養成壞習慣。

歐洲人初見的北美印第安人，是不吃鹽的；而多數以蔬菜為主食的人也不吃鹽。

卡敏斯（J. E. Cummins）醫師寫道：「我知道一個案例，有個小女孩對吃鹽上癮。她會趁家人不注意時，一次吃一茶匙的鹽。她的臉色蒼白憔悴，動脈硬化，皮膚皺縮，看起來就像個老人，但是她才四歲而已。」

根據正統科學的解釋，鹽會在體內逐漸累積是因為身體老化所致。但調查顯示，恰恰相反，是鹽導致了老化。

血管硬化、增厚並不是歲月所致，而是血液中堆積的土質物造成的——而且會年復一年加重，除非改變飲食習性。分析顯示，是血液充當了鹽、白堊等造成血管硬化的媒介，而且動脈血運載的比靜脈血還多。這表明，血液每次循環都會留下這些破壞物質的沉積物。

談到鹽如何使動物肉脫水，李比希（Justus von Liebig）教授說：「在新鮮的肉上面撒鹽，經過二十四小時，你會發現那塊肉就泡在濃鹽水裡，但是你並沒有加任何一滴水，這些水都是從那塊肉滲出來的。」

布喬（Bouchon）博士在《努維爾評論》（*Nouville Review*）寫道：「**鹽是最糟糕的社會毒素**。鹽的使用，讓外科醫生必須不停動手術，因為患有闌尾炎、胃潰瘍、肝腎結石的人太多了。鹽會使組織萎縮、風乾或變硬，使患有輕微風濕的人轉為痛風，而那些淋巴功能不彰的人則會變得很瘦。」

哈爾・比勒（Hal Bieler）博士稱：「黑格醫生表示，在狗等動物及雞等家禽的體內，都有大量的氮以尿酸形式排出，這都是因為吃了鹽的原因。即使是很少量，動物也會快速死亡。解剖時發現，牠們的肝腎滿滿都是尿酸結晶物。」

事實上，我們的祖先是用鹽來做防腐液的。古代埃及人用油脂、香料及鹽包裹木乃伊，今天我們卻用礦物油、香料及鹽做成沙拉調味醬把活人木乃伊化。走在街上，都可見到這種活木乃伊。他們有乾澀的皮膚、皺縮的身體及稀疏的頭髮，在在表明肝臟及腎臟已經硬化了。像這樣的身體，死後其實不需要防腐，因為他們生前業已經過徹底的醃製防腐了。

給豬、兔子等動物吃鹽，就是要麻痺牠們的後腿，這樣牠們就只能在地上爬行活動。接著，牠們的肺部肌肉也癱瘓了，最終死於窒息。假如這是動物吃鹽的後果，很自然就可推理出，鹽在人類身上也會造成類似的可怕結果。

——《健康哲學》（*Philosophy of Health*）

伯查德（A. Birchard）博士也在《健康哲學》發表相似的看法：

人類是唯一給自己下毒、蓄意自殺的動物，也是唯一在吃之前就把食物破壞掉的動物。幾乎每個人都在遭受某種慢性中毒，這都是因為食物之故，要嘛食物的組合不對，要嘛攝取過量，要不然就是加了一些有害身體的調味料，來刺激遲鈍的胃口。

當他們覺得最簡單的食物索然無味時，不採取禁食，反而使用刺激性及傷害性的調味料來重新激起自己的胃口，或者服用各種各樣的毒品來自我安慰。一天之始，他可能會用咖啡這種毒品讓自己清醒，或者喝一杯威士忌或比特酒讓自己開胃。或許他還發現喝一杯下午茶，可以緩解飯後的昏昏欲睡。晚上他需要某種麻醉劑讓他安然入睡，到了早上，又需要某種瀉藥來促進腸道蠕動。

除了這些毒素，他又在食物中加入有毒的物質，通常辛辣的、刺激的、燒灼的味道都是有毒的，都不適合吃下肚。這些有毒物質，只有調味作用，並沒有實際的食物價值，其實這就是我們熟知且常用的調味料。

第10章　食素，不是百利無一害

如果一知半解是危險的，那麼有誰能具備足以脫離危險的淵博知識呢？

——湯瑪斯・赫胥黎

素食者通常會認為他們的飲食比肉食者要提升了一大步；但是研究紀錄顯示，素食者的平均健康水準並不比食肉者高，而且平均壽命也不比肉食者長。

埃文斯醫師如此評價素食者：「穀物及澱粉類食物構成『素食者』的飲食基礎；除了認為吃動物製品（殺生）不對之外，素食者並沒有什麼明確的原則。若光是因為這個原因，素食者不會比食肉者健康多少，也不會比身旁的人長壽。」

本章要探討的，正是深入瞭解素食為何不夠好的原因，以及儘管一直以來不斷有人推廣素食，但為何很多人還是無肉不歡？

你吃的蔬菜，也是人工產品

我們吃的多數蔬菜都不是野外自然生長的。素食者認為他們的飲食優於肉食者，卻對蔬菜中的毒素全然不知。比如：

1. 常見的馬鈴薯（*Solanum tuberosum*），又稱為白馬鈴薯或愛爾蘭馬鈴薯，是茄科植物，原產地是南美安地斯山地區。這種塊莖含有兩種麻醉性生物鹼，一種是龍葵鹼，一種是毛殼霉鹼。前者在馬鈴薯發芽時含量會提高，有時會引起「馬鈴薯中毒」，需要送醫救治。動物幾乎不吃馬鈴薯枝葉，因為有毒。家禽也不會吃馬鈴薯植株的蟲子，因為那些蟲子毒性也很大。
2. 番茄也是茄科植物，原產地也在南美，十六世紀時被帶到歐洲。番茄枝葉和馬鈴薯一樣都有毒，動物幾乎也不吃。
3. 洋蔥含有一種催眠效果的硫化物，以及刺激性的揮發油「硫丙烯」。切洋蔥時會熏得眼睛直掉淚，也會刺激生殖器黏膜，讓體液散發異味。
4. 本島萵苣（*Lettuce sacriola*）為野生品種，其他的萵苣品種都是由這一種衍生培育而成。本島萵苣的植株乳汁中，含有一種具催眠效果、對人體有害的麻醉性生物鹼「萵苣鴉片」（lactucarium），有時可作為鴉片的替代品。

5.蘆筍、芹菜、包心菜、洋蔥及蕪菁都有含量較高的硝酸鉀；包心菜及蕪菁還含有砷；甜菜根、茄子、菠菜、菾菜或君達菜（Swiss Chard）、大黃都含有某些毒素。正是這些毒素成分迫使身體自行調適，之後身體還會對這些刺激物上癮。

幾乎所有的蔬菜都會麻木大腦，讓身體變得衰弱。我們也可以說龍葵鹼、馬鈴薯毒或萵苣毒引起的精神錯亂，都是食用這些蔬菜的後果，就像酒精及鴉片引發的症狀一樣。

上帝讓大地覆滿了樹木，絕非偶然。然而林業學顯示，森林的大量採伐，讓光裸的土地失去了天然屏障，直接面對狂風烈日、水土流失及破壞力強大的洪水。很多廢棄的地區及荒漠，都曾經綠樹蓊鬱；這些地方的貧瘠都是人類破壞森林的遺害。

人類愚蠢的行為，比如妄想把一切現代化、人工化，只會加重自己的負擔，帶來令人觸目驚心的災難，比如土地沙漠化引起的沙塵暴。

土地是人工開墾的，每年收成的作物是人工栽培的。人類千方百計想「改善」自然，卻嚴重擾亂了大自然的平衡後果，而結果總是帶來災難。就如邁阿密大學的約翰·吉福德（John C. Gifford）教授所說的：

土地，乾旱時被太陽炙烤，雨季時則泥濘不堪，甚至造成土石流失。在這樣的土地上，耕作完全是人為的，而且因為人類的干涉，大自然的平衡完全被打破了。要是沒有人類殷勤的干預，所有這些作物都會死去，消失不見。

——《熱帶自耕自給的小農場》（*Tropical Subsistence Homestead*）

素食者不必覺得高人一等，他們摒棄了動物製品，自以為在蔬菜、糧食、穀物、豆類及塊莖植物中找到了完美的飲食組合。但科學調查顯示，不管是體力或腦力，都證明他們並不會比食肉者好上多少。

不爭的研究表明，現代素食者其實走錯了路。他們所吃的東西並非自然產物，也不是人類原本應該攝取的自然食物。無疑的，這些食物都是人工栽培的：

1. 穀物類的糧食作物由不知名的草籽培育而成，經過長期的種子篩選、細心育種、集中培育及不停施肥，經由這一連串的人工過程，小草籽長成了現代的糧食作物。
2. 豆類、豌豆、小扁豆、包心菜、生菜、芹菜等也是以同樣方式從草本植物培育而來。
3. 塊莖植物，包括馬鈴薯、洋蔥、胡蘿蔔、蕪菁、甜菜根、白蘿蔔等，全都是由野草的塊根或塊莖，經過上述的人工過程培育而來。

查理・奈特（Charles Knight）在《人類的蔬食》（*Vegetable Food of Man*）一書中稱，糧食作物都是由不知名的草籽培育而成，目前為止，植物學界尚不知情。而登斯莫爾在《人類天然飲食》一書中則寫道：

> 穀物是溫帶作物，不該生長在那些沒有冬天的地區。因此要是沒有農業，沒有工具，沒有火，只能靠自然產出的食物維生的話，人類要生存就得居住在一年四季都能出產出食物的地方。這等於是把人類所需要的自然食物限縮到兩種——水果及堅果。

素食者討厭別人對他們的飲食指指點點，而且多數都不想去看任何不利於素食主義的訊息，也不願意相信那些內容。

希伯斯（C.C. Hibbs）寫了一篇跟齲齒有關的精彩文章〈那個，你不能吃〉（You Can't Eat That），也提到了穀物對人體的傷害：

> 人類幾乎所有的疾病都和食用穀物有關。小麥、大麥植株高大，麥粒又被包裹得嚴嚴實實，一般動物無法取用，而人類有雙手可以摘下它們，並去掉外殼。他們不僅滿足了口腹之欲，還說是為了所謂的完美的健康而吃。

人類要是把穀物從飲食中去除，兒童就不會再有蛀牙，酸化、出膿的情形也會消失。於是醫院倒閉，醫藥毫無用武之地。地球上所有的醫生及他們那些博大精深的經驗，都不會否認這一點。

我想，醫學界壓根不敢找來一群兒童，根據自然法則餵養他們六個月，然後如實發表實驗結果。

穀物不是好食物

德國知名醫師溫克勒（Winckler），興致沖沖地走向食素之路後，卻可怕地發現他的血管壁很快就出現了退化的跡象。他急切地想找出答案。

他說，後來他在巴黎莫寧（G. Monin）博士的著作中找到了答案。而莫寧博士本人，原本是為了找出粥狀硬化（動脈硬化）的真正原因，輾轉從巴黎的古柏樂（Gubler）教授那裡獲得一個解釋。

答案便是，蔬菜中的礦物鹽，以及為了讓蔬菜更可口所使用的調味料，對身體造成了不良影響，而且還會帶出身體對其他更強烈刺激物的渴望。

戈達・戴夢德（Goddard E. Diamond）茹素三十年，親自證明了蔬菜並非像很多人所認為的有如萬靈丹一樣的食物。他的主要食物包括穀物、根莖類及綠葉蔬菜。七十九歲時，他患上了慢性病，組織及血管硬化嚴重，還有關節僵硬等毛病。由於雙腳及背部肌肉太僵硬，坐下或從椅子上站起來時都很艱難，經常需要人攙扶；而他的一雙手臂也僵硬到無法拿刀叉吃飯。

傳統醫生對他的身體狀況束手無策，甚至還告訴他，他沒剩下多少日子好活了。然後，戴夢德決定開始自救，他轉向了自然的生活方式，成為食果者，身體逐漸復原，高壽一百二十歲時才離開人世，比起所有放棄對他治療的醫生還要活得更長久。

戴夢德及其他素食者都提供給我們一些訊息，表明素食主義並非宣傳的那麼萬無一失。穀物及根莖類含有大量的礦物鹽，會導致組織、血管及關節硬化、僵化，所以登斯莫爾寫道：「**素食，是人類越改良越糟糕的一種飲食方式。**」

英國醫師羅鮑塔姆（Rowbotham）在他一八四一年出版的著作中引用證據，來說明「穀物會慢慢使人體組織及關節硬化，致人早衰早死」。

種水果更輕鬆省力

埃文斯醫師製作了一份二十多頁的表格，對食物逐一進行分析，結果發現：在相同的營養成分構成下，相對於其他食物，水果和堅果的土質物含量最少。含量次少的是動物性食物，之後才是蔬菜，最後是豆子及穀物（含有最多的土質物）。埃文斯觀察：「從以上分析，我們可以看到，相較於蔬菜，水果的土質物含量最少。其中多數水果含有大量水分，且是最純淨的水——大自然過濾的水。」

關於這個議題，埃文斯引用了很多其他作者的論點，彙整結論如下：

> 我們已經在血液中找到了進入身體系統的這些土質物。隨著年齡增長，這些物質只會有增無減。通過蒸散作用，它們會漸漸沉積在血液裡。我們也在血液中找到了乳糜，從乳糜回溯到食糜，再從食糜回溯到胃裡的內容物，然後追蹤到飲食的組成。因此，我們得出一個結論：吃是為了不死，實際卻是找死。」
>
> ——《如何延壽》

埃文斯用了很多篇幅來說明，不當的食物會使組織及血管硬化、阻塞，引發衰老及死亡。這是證明「吃是人類非自然活動」的一個絕佳證據。假如我們因為所做的某件事變老或死去，那麼我們就應該踩煞車。

要是人非吃不可，最好的食物便是新鮮水果、漿果及瓜類。經過自然的過濾，它們含有最好、最純淨的液體。

不管是性靈或世俗層面的所有權威人士都同意，人在成為素食者前其實是食果者。他們也表明，栽種水果是低勞動力、高生產的活動，只要闢出一片土地，就能有比任何作物更符合經濟效益的高產能。

有些果汁是很棒的溶劑，假如你的微血管堵塞及硬化不是特別嚴重，喝些果汁就能幫你疏通。比如有人長期喝葡萄汁，原本眼窩深陷、長滿皺紋、膚色暗沉的情形會得到驚人的改善，外表看起來年輕了很多。

當你有心要成為食氣者時，一開始應當要逐漸減少飲食量，使飢餓感逐漸消退。然後一路回歸到只吃漿果和水果，成為食果者，最後再過渡到只喝果汁。

最近有一則新聞，報導了有位男士因車禍昏迷四年之久。在此期間，護士只給他灌餵流食。這段期間的他，就是個道地的食汁者。

那麼在這種飲食下，還能從事體力勞動嗎？事實上，過度的體力勞動也是非自然的。野生動物從來不勞動，而上帝也從來沒想過要讓人整天砍柴、挖煤、挖地瓜或鑿洞，然後晚上回家累到幾乎走不動。這樣的勞動是非自然的，只會加速身體的退化。

第11章 水果之王——神奇的柳橙

如果你能忍受你的真言被無賴歪曲來矇騙愚昧者，那麼孩子，你就是一個頂天立地的男子漢了。

——摘自吉卜林《如果》（Kipling, *If*）

二十年來，列恩．韋爾考克斯醫師（Dr .Leon A. Wilcox）一直努力傳播一個訊息：神奇的柳橙，以及食用柳橙的好處。但他的實話卻被人歪曲、斷章取義而受到抨擊。對於這些是是非非，他早已見怪不怪。但假如這個老實話沒半點威力的話，還真堵不住悠悠眾口。以下是韋爾考克斯醫師的手筆。

幾年前，大家還經常買柳橙回家吃，感覺就像買了一盒糖果，是兩餐之間的美味零食或甜點——但現在，卻很少有人這樣做了。

醫界有許多人對柑橘類水果抱著質疑態度。即使是現在，已經有一些世界知名的醫師及營養師提出更有見識的觀點，但還是經常聽到有人說，醫生告訴他們不要碰水果，因為太酸，對身體不好。

還有人特別指名不要吃柑橘類水果，比如柳橙、檸檬、橘子及柚子，理由還是同一個：酸度太高。直到最近幾年，才有執業醫師建議患者吃這些寶貝的食物。很遺憾地說，目前只有少數人知道要吃這些水果。

至於這些水果會不會對身體產生酸性反應，那完全要看你怎麼吃。柑橘類水果要是單獨吃的話，對身體來說都呈鹼性反應的。這些水果（其實是所有的帶汁水果）都不應該和煮過或烘焙過的食物一起吃，也不應該加糖來吃。

煮過的食物含有一定量的澱粉。當果汁入胃，與其中的澱粉接觸，就會發酵，而這種發酵過程會產生酸。所以你看，不是水果產生了酸，而是你把食物混著吃才產生了酸。

在早餐時間，你去任何一家餐館，都會看到這樣的情景：客人會點上一杯柳橙汁或吃點水果，接著再吃一份甜麵包，然後再灌一杯咖啡。這就是地道的酸性早餐了，要是長期都這樣吃，胃會變成酸性，讓人患上神經炎或某種風濕病。

要記住，所有的新鮮水果、瓜果及莓果類，都應當單獨吃，或者和新鮮的沙拉蔬菜一起食用。

關於水果，紐約醫學博士威廉・蒂芬巴赫（William H. Diefeenbach）做出以下權威性的評價：

水果，其實不應僅被當成甜點，準確來講，應該算是最寶貴的食物。水果幾乎不含蛋白質及脂肪，但富含礦物質、纖維素、碳水化合物及維生素。水果所含的水分及礦物質，使血液保持在鹼性狀態。血液中的鹼性元素，與水果中的各種酸結合，可促進肝臟、胰腺及其他分泌腺體的分泌功能，成為自然的瀉劑，還能中和身體系統的酸性。

經過我個人食用，以及對病人進行指導和診治，在對水果進行了二十年的研究與調查後，我得出了一個結論，那就是，柳橙是百果之王。一個人若只以柳橙維生，即使體力、腦力勞動都最繁重，仍然可以活得很長久。

柳橙汁，上帝給人類的最佳飲料

我曾經聽一位偉大的醫師及營養師說過：「柳橙汁是上帝做出的蒸餾水。」這話說得太對了。對健康的人來講，柳橙汁是食物，是飲料；對病人來講，柳橙汁還是一劑良藥。想要尋求健康的人，再也沒有什麼東西比得上這種能讓人自然康復的靈丹妙藥了。

開墾先輩帶給我們加利福尼亞、佛羅里達州的美麗陽光，還有所有奇妙的水果。先人發現這兩個地區氣候宜人、陽光燦爛，並教人們食用這種環境下生產的食物。

約翰・馬歇爾（John W. Marshall）曾寫過一篇報導，內容是談一個連續六個月只靠喝柳橙汁維生的人。這個人是韋爾考克斯醫師的病人，下文摘錄自這篇有趣的報導。

多年來，我一直都知道柳橙是營養價值很高的水果，不是用卡路里來測量的那種價值，其價值在於它是生命之泉，是血液化學作用的整流器，也是中和酸性身體的鹼性修復器。我曾經見過許多人在兩三週、一個月或甚至長達六個月內，僅僅靠美味的水果維生。我也見過一些人抱怨疾病、疲憊、毒素、過食及營養過剩，讓他們遭了不少罪，但在吃柑橘類水果一段時間後，他們的身體都得到了驚人的改善。但是，當賓州匹茲堡（Pitts-burgh）頂尖的整骨療法醫生韋爾考克斯博士以平常的口吻告訴我，他的一個病人六個月內只喝柳橙汁維生，我還是嚇到了。

要是哪個無名之輩告訴我這樣的事，我一定會嗤之以鼻。但是，韋爾考克斯醫師在業界同行及他的病人、朋友圈裡，聲望頗高，他在匹茲堡行醫已經有四分之一世紀了。所以，當我坐在他的診療室，聽他告訴我這件事時，他的自信及坦率讓我的懷疑蕩然無存。第二天我很高興就見到了患者本人，而且還跟她聊了一下。她是個安靜的女孩，膚色雪白的瓜子臉上有一雙大大的藍眼睛。她說病痛曾經讓自己生不如死，然後漸漸康復，從中她還體驗到生命的喜悅。聊到她這驚人的康復時，她的臉上不時泛起紅暈。

當時是十一月份，我們坐在韋爾考克斯的診療室，她講起了她的故事：「當我還是小女孩時，跟其他女孩沒兩樣。多數時候我感覺非常健康，儘管當時流行的兒童病，還是會時不時地找上我。」

「我猜妳應該經常感冒。」我插了一句。

「沒錯，尤其冬天時更是如此。」她繼續說道：「大約十四歲時，我開始發胖。我的父母都是體型壯實的德國人，把發胖看成是身體健康的表現。當然，我自己也這麼認為，因為多數時候我確實感到自己很健康。」

「我胃口很好，不光是吃過量的主食，比如麵包、肉及馬鈴薯，還會吃很多糖、冰淇淋等。」當然，身體在如此重的負荷之後，就算鋼鐵般的體質也開始走下坡路了。

「如此過了幾年，我越來越胖，我曾經那麼紅潤漂亮的膚色，也開始變得蠟黃。臉上還冒出了無數的黑頭粉刺，為了去除粉刺，我試過各種乳液、冷霜、美容泥等，也用了各種的美容香皂。當一切努力都白費後，我使用了更多的胭脂、口紅及香粉來掩飾。當然，我從來沒想到過我那饕餮放縱的胃口，會跟我的膚色有何關聯。」

「我開始有了黑眼圈，頭痛也越來越頻繁。起初我服用阿斯匹靈來緩解，的確起了作用，但是我也意識到我的情況越來越糟糕，於是去看醫生，乖乖地吃了醫生開給我的各種藥丸。此外，我還進行了各種其他治療，包括拔牙、切除扁桃腺以及各種建議。現在看起來，那些建議就跟吃藥、拔牙、切除扁桃腺一樣愚不可及。不過，當時的我還沒有這種自覺就是了。」

「然後，我的食欲變差了，舌苔特別厚，早上起床後我要吃開胃的食物，加上很多佐料，不然我連一口都吃不下去，就只能忍受胃部翻騰的痛苦了。」

「我的頭痛毛病日益加劇，疼痛開始蔓延到身體的其他部位。腿、手臂，尤其是後背部，多數時間都在疼。我在西屋電氣工作，很希望一直能待在這家公司，所以我必須強打起精神做好本職工作。到了最後，吃東西對我來講也成了負擔；晚上睡覺時，整夜輾轉反側，偶爾還會陷入昏睡狀態，有時連搭地鐵，甚至工作時都會不小心就昏睡了過去。」

「我越來越抑鬱，陷入一種病態的自閉狀態。身體的病痛、難看的外表，沒有異性會對我多看一眼。對我來說，活著成了極其沉重的負擔；我多次動過自殺的念頭，但最後都沒勇氣下手。」

「當醫生開的藥不再有效時，鄰居建議我試試喝藥草茶、泡泥漿浴，還有各種祖傳祕方，但這些家庭療法沒有比醫生處方高明到哪裡去。我身體的情形，一天比一天糟糕。」

「我的心臟折磨我已經有一段時間了，有時它會跳得太快，好像要從胸口跳出來一樣。我的呼吸短促、肌肉鬆軟、身材臃腫，雙腳膝蓋腫到和大腿一樣粗。我身高一百五十七公分，體重卻有八十四公斤，我想當時的自己應該算是『奇觀』了。十八歲的我，看起來像是一頭小象，體內充斥著毒素垃圾，全都是我吃下去的食物所致。」

「當我絕望到要放棄時，聽說有一個用柳橙幫人治病的醫生，也就是韋爾考克斯醫師。抱著死馬當活馬醫的心態，我去找了他。我看了那麼多個醫生，他是第一個告訴我，我得病的真正原因。從他那裡我才知道，害我生病的不是我的胃，不是我的心臟，不是營養不良，不是我的齲齒，而是我的飲食。」

「全面身體檢查後，這位醫生跟我說：『一開始，我會讓妳只喝柳橙汁，時間是十天，以便進行身體清理。當然，不吃任何所謂的食物，這十天會很難捱。』可是我豁出去了，於是我說：『沒問題，我什麼都可以做。反正以目前的狀況來看，我也是生不如死。』」

「十天後的結果，讓醫師跟我都感到吃驚，即便他已經見證過許多人用這種療法了。剛開始那幾天，只喝柳橙汁當然不容易，但我已經開始有了如釋重負的感覺。十天療程還沒結束，我身體所有的疼痛都已經消失，而且自那以後，再也沒有頭痛過。十天結束後，我就感到好太多了，所以我決定（當然也經醫生許可），再進行一次同樣的十天療程。這回，我比較能適應了，因為我對其他食物已經不感興趣了。二十天過後，我的感覺是越來越好，而且消脂的速度很快；由於我還是不想吃其他食物，所以就繼續只喝柳橙汁。」

「我堅持了好多個十天柳橙汁飲食療程，從幾天延長為幾週，再從幾週延長為幾個月，這段期間我依然不想吃其他食物。現在，我再也不會周身疼痛，脂肪也甩掉了，膚色也變亮了，所以我更要堅持下去。」

「對我來說，生命有了新意義。我開始享受生活，睡覺時再也不會時睡時醒，能夠一覺到天亮。我變得活躍、機敏，充滿了活力與生氣。」

「所以我就這樣一天一天、一週一週地持續下來，直到六個月。你應該看得出來，我已經完全恢復了健康。我想告訴你，這樣活著真好。」

所謂眼見為憑，我看過她以前身材臃腫的照片，對比眼前這位模樣輕靈的大美人，真有天壤之別。

我問她：「妳好像沒受什麼罪就完成了這個淨化療程，這倒是挺罕見的。一般來說，身體在進行淨化療程時多少都會感到不舒服，更何況還要堅持這麼嚴格的飲食。覺得難受的時候，妳有沒有灰心洩氣過？」

「沒有，」她回答：「儘管頭幾天覺得很痛苦，但情況馬上就有了改善，而且每天都在好轉。療程進行到大概第五天時，我有點流鼻涕（韋爾考克斯醫師稱之為排毒），但這並不會對我造成困擾，我還照常去西屋電氣公司上班呢。」

「在只喝柳橙汁的這六個月裡，妳一直都在上班？」我實在很難相信。

「沒錯，而且我每天還步行一公里半，甚至還想再走多些。但為了安全，醫生不讓我再多走。」

「整個過程，妳一直都跟韋爾考克斯醫師保持聯絡？」

「是的，我每天都會去見他。但他一直強調，不是他多厲害，而是柳橙的功用。」

「妳現在都吃些什麼呢？」我問道。

「完全生食，綠色蔬菜及堅果。比起傳統的烹飪飲食，我更喜歡這種。」她帶著一抹令人信服的微笑補充。

訪談到此結束。柳橙裡如陽光般的汁液幫這個女孩完成蛻變。

希望這個故事會一直流傳下去，能夠激勵承受身體病痛的人們，讓他們有機會去選擇試試這種寶貴的水果。這種水果大量地吸收了蘊藏在太陽裡的生命因子，連果皮的顏色，似乎都在告訴人們裡面的果肉有多麼珍貴。

這位年輕的女孩正走在通往食氣的道路上，她的這段旅程有了一個精彩的開頭。要是有人能給她正確的建議，無疑的，她早晚會是個食氣者。

第12章　生食果食，擺脫惱人的月經

基本上，月經是對人體有害的一種出血症，富含生命力的體液就這樣流失了。出血不屬於健康範疇，而是一種病態，地球上沒有任何一位醫學權威敢堅稱，出血症是自然的、是正常的，不管是身體哪部分在出血。

女性大都憤恨地稱月經為「魔咒」，這是不無道理的——從初經到停經，每個月有那麼多天不方便、不舒服，再加上痛經，更是眾多女生的「噩夢」。這個悲慘的經驗在我們的現代文明中如此普遍，以至於人人都覺得這是理所當然的。

月經並非先天本有

醫生及女性雜誌都傾向於唱高調，搬出他們的老生常談：我們要「歡迎」月經的到來，因為這是「從女孩過渡到女人」的象徵，而且是必須付出的代價。但是，假如能夠安全甩掉的話，恐怕沒有哪個女孩不願意！

並非沒有月經就無法排卵。而經期出血這個現象也是可以改善的，甚至可以完全避免，同時身體依然健康，生育能力也不受影響。數個世紀以來，如何從女性生命中「拿掉」月經，養生專家早已知曉，並寫了出來，而且也一直有女性在實踐，她們也願意邁出這簡單但影響深遠的一步。

那麼，為何多數人從未聽聞？

因為，妳必須改變原有的生活方式。這聽起來很簡單，但現代多數女性已經習慣目前的生活及飲食習慣，要改變實在有些吃不消。要擺脫惱人的月經，不需借助藥物，甚至不需補充營養，但必須要做到的一點是，改成「生食比例高的膳食」。

譯者注：這是二〇一〇年波蘭食氣者魏鼎發給我的一篇文章，但我直到二〇一三年才翻譯出來。當時經歷兩次二十一天禁食的我，一心想要甩掉月經。平日我對月經的反應很大，連禁食都受到影響，內心很是煩惱。翻譯完後大吃一驚，原來如此，這也是廣大女性真正解放自己的途徑之一。所以我補充在這本書中，以利益更多人，相信赫特瑪他老人家在天國中也會頷首同意的。既然生食果食就能甩掉月經，更別提食氣了。由於無法聯繫到原作者，所以只能等日後有機緣再做相應的答謝，我想本文作者肯定也很想和更多人分享此一訊息的。譯文中我刪除了關於營養解說的部分。請記住，赫特瑪所強調的：我們的飲食，並不會帶給我們任何營養，我們自始至終都是食氣者。沒有氣，便沒有生命，而生命之氣是來自宇宙能量。本文摘錄自〈月經，真的必要嗎？〉（*Menstruation: is it really necessary?*）原文出處：http://www.waldorfhomeschoolers.com/menstruation。

每一餐需要吃更多新鮮的生食，而非烹煮或加工食物；不再吃動物性食品，不再食用鹽、糖、酒、精煉脂肪與油、多數調味料、人工添加劑及刺激性飲品。很多女人可能會說：「不能再吃這些美味食物，那還不如死了算了！」事實上，她們說得沒錯——年復一年，經歷無數月經及停經症狀之後，妳的健康會每況愈下，最後通常都會死於心臟病及癌症。

假如妳是年輕女性，還沒有經歷三十五歲以後女性荷爾蒙失調所引發的不適及惱人的種種，那麼妳可能害怕做出這種飲食改變。但是回想一下，當妳十多歲初經來潮後，妳是怎麼想的：「只要能避掉這個，要我做什麼都行！」這種內心獨白，妳會和很多人說嗎？當然，年齡較大的女性，在發現了飲食與月經之間的關聯後，經常會說：「假如我年輕時就知道了這個真相，我肯定會選擇改變，但現在我沒有那個決心與動力了。」其實經過幾十年「魔咒」纏身後，她們已經筋疲力盡，健康不再，活力及激情也已消退了。有些人也許會想：「很快就停經了，再忍忍吧，很快就結束了。」不幸的是，經過數年悲慘的、無規律的經期尾巴之後，結束的僅僅是經血。由此引發的各種身體不適如此嚴重，骨質疏鬆、囊腫及腫瘤，還有衰老加快，都讓人不得不正視。基於此，年紀大些的女性可能會再度生出動力，想要改善種種停經狀況，即使需要生活方式做出重大改變也沒問題。

其實，月經就是一種出血症

為何女性都有月經？在女性排卵前的幾天，子宮內膜會增厚，為可能的受孕做準備。假如在排卵期排出的卵經過子宮時沒有受精，增厚的子宮內膜組織就沒有用處了——真正健康的女性，就如野生動物一樣，那些組織大都會被身體重新吸收；而沒被吸收的，就變成稀薄的黏液在短時間內排出體外。

然而，現代文明中的多數女性，經期時都會大量出血，無法控制——我們那些野生靈長類的近親就不會如此，親近大自然的人類也不會如此。有見地的醫生早就知道，排卵週期伴隨痛經、精神緊張或與「月經」聯繫到一起的種種症候群，都是非自然的——更別提我們視之為「正常」的數日流血了（正式病名叫「出血症」）。

月經，是對人體有害的一種出血症，富含生命力的體液就這樣流失了。那些研究過此一課題的婦科專家得出結論，基本上，月經就是出血症。地球上沒有任何一位醫學權威敢堅稱，出血症是自然的、是正常的，不管是身體哪部分在出血。

出血不屬健康範疇，而是一種病態，對身體一直有害，有時還非常危險。子宮出血，其實和腦出血或肺出血沒什麼兩樣。子宮出血之所以危險性較小，只是因為子宮對身體健康沒有那麼直接、快速的影響而已。

經過長期觀察可知，即使在我們的社會文明裡，一些健康女性不僅從來沒有月經，而且一樣能生育，她們的孩子也都很健康。這就說明，排卵並不一定就得有月經。倡導自然醫學的專家赫伯・雪頓（Herbert Shelton）在他的病人中也留意到了這個現象：

我認識的一位婦人，她生了五個孩子，但從來沒有月經。我認識的另一位婦人則是，她在青少女時來月經，但嫁人後改採用她丈夫的自然生活方式（她的丈夫也是後來才改變的），月經就停止了。婚後她生了三個孩子，都是無痛順產，此後一生中再也沒有來過月經。

野生動物沒有月經

那麼，為何我們社會中大多數的女人都要經歷這種流血週期呢？這可以從動物身上找到答案。家養動物的野生品種沒有月經，牠們有發情期，通常一年只有一兩次。這時雌性個體會排卵，牠們的生殖器只會稍微充血並分泌濕潤的黏液，為交配和可能的受孕做準備。在野外環境中，大自然將動物的排卵期與食物多寡安排得很巧妙：當食物短缺時，牠們就可能不會發情。

然而，家養動物及圈養在動物園的動物，情況就不一樣了。這些動物一直都有非自然的、集中的食物供給，牠們的雌性個體也跟人類女性一樣，會經歷週期性的出血。在那些原來食草、後來被人工餵以乾燥的高蛋白飼料的動物身上，此一現象尤其明顯。一旦這些被圈養的野生動物，重新被餵食原來的新鮮天然植物之後，月經就會停止。

動物實驗確鑿表明，排卵的頻率以及隨之而來的發情期（相當於人類的月經週期），是飲食直接作用的結果。被過度餵食的，尤其被餵以高蛋白食物（並且是那些不該吃的蛋白種類）的動物，卵巢濾泡更容易被刺激生長並破裂，這是因為濾泡的分泌液過量。在人類女性身上，這就導致了月經出血。

非人工飼養的動物是不會來月經的，但當牠們被人飼養或圈養後，交配週期會變得頻繁，生殖器充血程度加深，最終發展成為月經出血。現在大多數觀察員都同意：家養動物的月經流血，是餵食的東西造成的。換句話說，那些原本不來月經的野生動物被人圈養後，因為吃了非自然的食物，過著非自然的生活，牠們發情週期前的一系列生理變化就被轉變成了定期的流血症狀。

那麼對人類來說，造成月經出血的原因會有什麼不一樣嗎？不會。人類子宮內組織的充血效應，以及滋養子宮的微血管或小動脈的充血效應，跟所有其他具有同類構造的生物，都是一樣的。

如何做，才能擺脫月經？

先要牢記一點：飲食中生食果食的比例越大，越有可能擺脫月經。

一般來說，生食的食素女性，其月經週期會短到幾乎注意不到，因為幾乎不流血。亨利・貝勒（Henry G. Beiler）博士在《性健康的自然之道》（*The Natural Way to Sexual Health*）一書裡解釋，女性惱人的月經，只是高脂肪高蛋白的西式飲食造成的血毒所引起的。

每一餐生食比例至少要占到五〇%，比例越高越好，而且要先從生食吃起，好讓生食中的酶（酵素）協助身體消化一整頓飯（這裡還有吃烹煮過的食物）。

酵素是體內每個細胞及組織生成的蛋白分子，在每一次新陳代謝中都發揮著重要作用。它們會分解食物，轉移細胞垃圾，為排除這些廢物做好準備；酵素還會攻擊並分解血液及組織中的毒素和異物。

所有生食——即使是肉——都含有必要的酵素，以協助它本身的分解或腐爛。假如是生食，那麼食物本身的酵素就能自我消化分解七五%，而無需動用到我們身體本身的酵素存量。煮東西時，溫度只要到攝氏五十三度，食物中的酵素就會完全遭到破壞。如果你吃的全是這種酵素死光光的食物，那麼你的身體就會從別處調用酵素來消化。此外，這樣也會弱化免疫系統。根據觀察，如果你吃的是一餐熟食，血液中的白血球會增多，因為這些細胞就是用來運送備用酵素到消化道，以幫助消化的。假如這些白血球平時是免疫防衛的一員，也就意味著身體用來抵抗疾病的能力就會暫時打折扣。相反的，如果你吃的是一餐生食，或者是生食熟食混合餐（記住，要先吃生的），那麼白血球的增加就不會那麼明顯。

倘若你每餐的食物都是幾乎不含酵素，那麼不出數年，身體的酵素存量就會嚴重透支。而相關的器官——尤其是胰腺（分泌多種消化酶）——由於超負荷運轉，體積就會變大，然後衰竭，最後完全失靈。當食物無法被充分消化時，就會在消化道內發酵而產生毒素，然後毒素被血液吸收，沉積在關節及軟組織裡，不用多久便祕、血液疾病、流血性潰瘍、痛風及關節炎一類的毛病就會找上門了。

經血過多，怎麼辦？

光是多吃當季的新鮮水果，有時就足以明顯減少經期出血量。

如果我們吃的是植物性食物，身體就可以應付得來，消化會變得輕鬆、高效率，幾乎不會產生垃圾。而在所有食物當中，水果是最美味、最容易消化的。常吃水果，身體會處在鹼性狀態，而非酸性狀態；血液會非常純淨，不會有毒素或廢物沉積，血液循環及血壓都會很好。即便是已經積存在體內的毒素及垃圾，也會慢慢被排出體外。

有位年輕的義大利女病人告訴英國婦科專家克萊梅特森（C. Alan B. Clemetson），她只要吃點檸檬，就能簡單治好經血過多的症狀。於是，這位婦科專家對透過食物成分來控制經血量的可能性，產生了興趣。該名女病人說，在她居住的村莊，這是很正規的一種治療方法。後來，克萊梅特森就建議病人每天吃三顆新鮮柳橙，而且要吃富含生物類黃酮的白皮部分。很多病人發現，雖然這麼做並不能終止她們的月經，但會讓經血量減少。

醫師喬治・懷特（George Starr White）是《女性解放》（*The Emancipation of Women*）一書的作者。他認為月經是非自然的、病態的。二十一世紀早期，在他幾十年的執業生涯中，他幫助過成千上萬名女性治好了這個惱人的病症，使她們的經期不再有出血情形，而他成功的祕訣就是，讓那些女性從重口味的烹煮飲食轉變為生食。

蕾絲莉及蘇珊娜・肯頓（Leslie and Susannah Kenton）是著名的健康研究者暨作家，她們在轉變為以水果蔬菜生食為主的飲食後，也發生了同樣的變化——停經。

全餐百分百的生食，或生食比例較高的女性也經常會說，她們在生食兩三個月後，諸如浮腫、緊張及疲勞等經前症候群都大大改善了。有些人改善之大，以至於月經來了都還沒有任何不適。這是我們本身的經驗，一開始我們也認為自己是特例。然後我們講給其他很多女性聽，結果她們也是如此。

在每日飲食中加入生食，可以讓經血量變少或天數減至一兩天。對那些不碰肉類、乳製品或大量堅果的女性，甚至會完全停經。

生食果食的停經案例分享

以下所舉的例子，各種年齡層的女性都有，她們在改採更健康的飲食方式後，所經歷的變化都好得不可思議。

◎案例一：一九八〇年代的一位美國女孩

我十五歲起就是百分百的純素者了（我現在十八歲）。從那時起，我的經期間隔就越來越長（大概每三個月才會來一次），然後大概兩年前就完全停掉了（大概是我吃全素一年後）。我的父母對此焦急萬分，但我的感覺是從來沒這麼好過，所以我並不擔心。媽媽帶我去看一位婦科專家，並做了血液檢查，然後說我：「健康得不可思議。」但是他說可以幫我開藥，來回復我的月經！不，謝謝您了！

那時我就開始想，既然沒有月經後我的感覺是這麼好，那麼或許月經就是一種「病徵」，而並非傳統所說的「正常、自然」的過程。我開始想，在我的自然飲食中，我已經把自己

「野生化」了，所以我的身體也跟著發生變化。大概九個月前我做了一個試驗：我吃了一段時間的乳製品，看看身體有何反應。然後，我竟然來了兩次月經。從那以後，我越發堅信，月經統統不正常，而要想改變，飲食是關鍵。

我的飲食便是：新鮮水果、生蔬菜及芽菜、一些堅果及種子，以及很少量的烹煮食物，冬天偶爾會吃些穀物。

◎案例二：生食比例高的普里特金低脂飲食受益者

我妻子的一位女性友人，從青春期開始，經血就非常多，而且還有經前症候群。但自從轉變為八〇%的普里特金低脂飲食（Pritikin Diet）後[11]，她就再也不會經前焦躁了，而且經期幾乎不出血。

◎案例三：懷特醫生的生食藥方

懷特醫師曾把他的很多病人「自然化」，讓她們採用生食。他提及其中有一位病人的經期是五六天，經血多、血色鮮紅，而且痙攣嚴重到無法照常上班。在為她治療了六個月後，她的經期縮短為每次半天，而且流出的只是黏液，一點兒都沒有出血。於是，她不僅能正常上班，婚後還生了三個女兒。而她三個女兒長大後，月經也是只流半天的黏液，百分百健康。其中一個女兒已經結婚，又生了一個健康的女兒。

◎案例四：二十世紀初加州的歐嘉小姐

歐嘉・侯威（Olga Howe）小姐每二十八天來一次月經，經期持續七～八天。後來她從傳統飲食改為生食後，注意到的第一個變化就是：經期很順暢，而且減為每次三天。生食一年後，她的經血量逐漸減少；生食兩年後，她的月經完全停掉了。她說：「我從來沒這麼健康過，也更加強壯了。」她也進行過一個試驗，再度食用烹煮食物、黃油及牛奶，一個月後，她又來了月經。再度生食後，月經又停了。

◎案例五：一九八〇年代的一位四十二歲美國女性，她正在過渡到生食

當我開始吃全生食後，接下來的那次月經就晚了十一天，出血量是原來的一半。然後下次月經又晚了十六天，出血量是原來的四分之一。其中有幾天，只要我大量吃熟食，就會再度回復到二十八天的經期，吃的熟食越少，經血量越少，後來減至原來的十分之一，甚至

---

11 由膳食專家納森・普里特金（Nathan Pritikin）提出，提倡排除動物性脂肪（除鮭魚外）、糖、精緻麵粉及過度加工的食品。

最後只有一點點。

我意識到，我只有在月經要來時，才會有吃熟食的渴望，於是我決心度過這個關鍵時期。一九八三年四月，情緒上的不安讓我吃了幾天熟食；接下來五月的經期就持續了六天，而出血量是前次月經的兩倍。這讓我更加確信，熟食導致了月經。自那以後我就堅持只吃水果，經血量就沒有那麼多了。六個月後，就只有一點點出血了。

轉換到生食果食的指導性建議

假如你原來的飲食是傳統的西式飲食，即高蛋白、高脂肪的加工及烹煮食物，那麼在真正變換為生食之前，需要一段長時間來逐漸調整。這可能是幾週，也可能長達數年，取決於你開始生食時，身體的毒素有多少，以及你扔掉舊習慣的決心。原因很簡單：排毒過程並不是那麼好受，尤其是快速排毒時。除非你有嚴重的疾病迫使你必須快速改變，否則我建議你要溫和地進行這個轉變——那就意味著你會轉變得很慢。

只吃高能量、易消化的食物，比如新鮮水果，會讓身體得到休息；等到最後有能力排除體內的積存垃圾時，身體才得以療癒。有些毒性大的垃圾會從沉積處被踢回血液之中，循環進入肝臟及排泄器官，進行最後的分解及清除。毒素在循環時，你會感覺非常糟糕，而當身體試著要排出這些毒素時，你會感到疼痛、流汗、發燒，也有人能感覺到毒素正在往外排。

假如你想「一下子」就走上生食之路，以便迅速排出垃圾，「排毒危機」（可能有好幾次）肯定會讓你很不舒服。假如你想快速改變飲食，或者你的情形需要這麼快速，那麼建議你找個瞭解情況的專業人士進行指導與支持。假如你的健康狀況很糟或者有嚴重疾病，事前諮詢專業人士尤其重要。最好的方法是參加這一類的排毒訓練營，讓你可以安全地待上幾天至幾週。

否則，你就需要逐步進行轉變，輕微地、溫和地分幾次排毒，而不是一蹴而就。不過，也有些人感覺不到排毒產生的身體反應。

開始轉變飲食時，可以先拿掉一部分的動物性食品（或者全部拿掉，改為純素飲食）。一開始要選擇你熟悉的烹煮蔬菜、穀物及豆類，還有生食用的水果及蔬菜。假如你選擇的是亞洲食物及調味料，會發現這個轉變階段還是滿吸引人的。但小心不要吃太多穀物，太多的穀物食品會造成酸性體質，還會引發關節炎及癌症。也不要吃進太多油，油對健康也會造成不利影響——在亞洲，用素高湯來煮菜也一樣好吃。不要吃雞蛋替代品或濃縮的植物蛋白等「仿葷」食品，盡量吃不含化學物質的真正食物。

這個轉變階段，你可以參考哈維及瑪莉琳・戴蒙（Harvey and Marilyn Diamond）的著作，包括《吃不胖飲食》（*Fit for Life*）、《活得健康》（*Living Health*）及《吃出健康》（*Fit for Life Cookbook*），有很不錯的資訊及食譜。[12]

很多女性很喜歡這個純素過渡飲食階段，因為有很多蔬菜水果沙拉可以吃。從烹煮蔬菜及生鮮沙拉這樣的純素飲食開始，就很容易改掉不良的飲食組合，然後再慢慢地增加沙拉的比例，減少烹煮蔬菜的比例，完全依照自己的口味來改變就好。

一段時間後，你的味蕾會開始變得很敏感，即使是清淡的味道都能察覺。這樣一來，你就不會再想吃以前的重口味食物，反而對熟透的水果越來越感興趣。此外，最好選擇當季水果，避免那些長途運送的冷藏水果，所以對於什麼季節該有哪些水果，你多少也要瞭解一些。當然，有可能的話，選擇有機或自然動力法（biodynamically）種植的水果。然後，你會發現自己對各種味道及氣味都變得非常敏感，甚至還能聞出你的食物裡是否藏有化學成分。

在你轉變為生食的過程中，肯頓姊妹的幾本書可以提供豐富的資訊及創意食譜，尤其是《生食能量及生食能量食譜》（*Raw Energy and Raw Energy Recipes*）這本書[13]。假如你想進行更深層的研究，想更瞭解如何透過恰當的飲食習慣來支持身體的自我療癒能力，從而重獲健康，那麼可以多注意一下「自然保健」這個類別的出版品[14]。

只吃水果完全可以長壽且健康，儘管這看起來是比較極端的一種飲食方式。在療癒及排除累積毒素的過程中，你的身體會把原來因為毒素而增加的脂肪甩掉。改採以生鮮水果及蔬菜為主的飲食後，最初幾個月你會急速減重（如果也吃穀物或植物油，減重速度會明顯變慢）。一旦身體得到療癒及「清倉」差不多後，又持續只吃有生命力的食物的話，你的體重會開始回來。這時假如你吃適量的水果，每天再適量運動，那麼體重只會增加幾公斤，之後就會一直保持這樣理想的苗條身材。

沒錯，你會比社會大眾習以為常的「苗條」更苗條一些，但絕對不會瘦成「皮包骨」，或像「厭食者」那樣瘦到不成人形！此時，你的身體不會再攜帶任何「備胎」（贅肉），你的肌肉線條會很漂亮，頭髮粗亮又健康，眼睛和皮膚都會很清亮乾淨。你出的汗、你的呼吸、你的大小便不再有難聞的味道；你的睡眠會很好——但同時，你也會發現不像往常那樣需要很多睡眠了。你一覺醒來時，總是充滿能量，即使在戶外工作一整天也還是精力充沛。

或許你吃水果會過量——轉變期往往如此，尤其是夏天水果大量上市時。況且，你現在還處在這樣的階段：為了胃口（頭腦）而吃，而不是真正肚子餓。吃水果過量當然也會增加

---

12 譯者注：中文世界的讀者，特別推薦台灣純素網路雜誌《番茄小屋》，設計精美，融合中西，純素資訊及食譜也很不錯。

13 譯者注：還有香港生食先鋒周兆祥博士著作《食生》，以及最新出版書籍《食生實踐版》，具有很高的參考價值。在這之外，週期性禁食對身體會更加有益，更加促進靈性意識的提升，目前指導禁食的個人及機構也不少，大家可以慧眼選擇。我翻譯的《魏鼎看辟穀禁食》便是不錯的知識性指導。

14 譯者注：這裡推薦中國一位食果者露茜所翻譯的書《生食秘笈》，原文作者是加拿大生食者派特納烏德（Frederic Patenaude）。

體重，但是一旦不再吃那麼多，就能很快減重。假如你同時在健身，還會增加肌肉量——其實體育界有很多紀錄保持者，基本上是採取生食的。但不管你有沒有在運動，都會感覺健康且精力充沛——同時，你會更願意多多使用你的身體。

你的疾病全都會不見，你也會發現你不會被輕易感染。當然，惱人的月經也會和伴隨的各種不適一起終止，「停經的各種症狀」也不再有。假如妳是一位年輕女孩，排卵週期不規律或不易懷孕，那麼逐漸採取生食後，妳的排卵週期將會規律起來；又假如妳不提前採取一些必要措施的話，或許會意外懷孕哦！

這又把我們帶回最初討論的話題，就像雪頓博士所寫的：

> 月經不出血之後，整個排卵週期也會正常運轉，很多人都是如此，尤其是那些生活更接近自然的女性、部落及種族。這個事實會讓我們懷疑，月經真的是必需的或正常的嗎？事實是，不來月經的女性最健康、最強壯；一旦體能下降，月經出血量也會增多。這樣的事實，也讓我們得出這樣的結論：就像所有其他的出血，月經也是不正常的。

獲得這麼高水準的健康後，這個被認為正常的大出血會變得不正常，最後甚至自動停止。如此一來，很多女性會意識到，她們做出的這種改變，真的是有百益而無一害。

第13章 喝錯水，問題鬧大了

如果血管硬化是可以預防的，那麼我們的壽命將會比夢想的更為久遠。

——范德倫，《如何活得好》（Theodore Van Dellen, *How to Keep Well*）

嬰兒的身體非常柔韌，有彈性；但出生後，骨頭開始積聚礦物鹽。這種礦物質會使骨質增生、變硬，因此相對來說，正在長身體的孩子需要相當份量的石灰，即碳酸鈣及磷酸鹽。身體長成之前，礦物質化非常迅速。一旦成長停止，身體對石灰的需求就會減少，這也意味著成人後應該在飲食方面做出一定的改變。

遠超過身體需求的礦物鹽進入成人身體，不會再對發育及骨骼強健有任何用處。因為身體已經發育完成，多餘的礦物質就會在體內及器官內形成破壞性沉積。

於是兒童原本柔韌的身體，會慢慢變成老年僵硬的身體；年輕時的身手靈活，會逐漸隨著歲月轉變為行動遲緩。活力減退，衰老來臨，這種變化大家都視之為理所當然。

洛根．克倫德寧（Logan Clendening）博士在《人體》（*The Human Body*）一書中寫道：

年輕身體的動脈非常有彈性，但隨著慢慢變老，它們會變得僵硬。因為這些彈性組織已經被纖維組織及石灰鹽代替了。有不少患者，其動脈明顯增厚，甚至鈣化到「鵝頸動脈」的程度。因為石灰鹽的沉積讓動脈產生了皺褶，看起來就像鵝頸。看來我們似乎忘了硬化會影響整個身體——細胞、組織、腺體及血管。有些最細的血管變得太硬太脆，稍微施壓就會崩裂開來。

硬化、老化的誘因有哪些？

硬化、老化是由於以下因素：⑴糟糕的空氣、⑵糟糕的水，以及⑶糟糕的食物。我們已經知道「糟糕的食物」是什麼意思，也會很快知道「糟糕的水」是什麼意思。但是，還有數百萬人仍在使用糟糕的食物和水，而且還認為很好。

在以上名單裡，我們把食物排在了第三位。但多數保健書的作者會把它放在第一位，他們可能會稍微提及第二個原因，但對於位居首位的主要原因卻幾乎隻字不提。

骨化過程中，水的破壞力不可低估。因為身體的組成大部分都是水，而大部分攝入體內的水會產生骨化作用。

兒童體內的水含量約占體重的七五％，把一個體重六十八公斤的人風乾後，就只會剩下二十三公斤的重量。

組織越是精細，水含量就越大。血液中含有九〇％的水，神經系統的某些部分也含九〇％的水，其他部位的水含量也高達八五％，而普通神經組織的水含量則是八〇％。大腦的水含量為八五％，骨骼部分的水含量將近五〇％。

人們對食物十分注重，但卻極少關注飲用水。不管政府有關單位多麼嚴重地毒害著城市的水源，人們還是照喝不誤，而且絲毫沒有怨言。為了蒙蔽人們的眼睛，相關單位可是花了錢的。

在人體所有的體液及組織中——血液、淋巴、神經、腺體、肌肉——水都扮演了溶劑的角色。經由水的運轉，全身的生命之流才能補給及汰舊換新。經由水，固體及半固體食物才得以溶解，滲入血液；所有的排泄物也都得經由水才能排出體外。身體各種排泄、滲出的過程，都需要水的參與才能完成。

沒有水，生命就無法成形

在呼吸的生理過程中，水會和空氣結合。水以蒸汽的形式與大氣混合，完成呼吸的生理功能。水覆蓋了地表的五分之四，此一事實，也展現了有機生命體對水的高度仰賴。水與空氣這兩個元素在大氣中的結合，確保了維持人體生命力的需求能夠供應無虞。水與空氣主要以三種方式結合：

1. 在陽光的照射下，地球上的水蒸發，使水分子與空氣中的各種成分結合，促成呼吸的生理過程。
2. 經由肺部的呼吸作用，帶給血液新鮮的氧氣。
3. 源源不斷補給及維持身體、空氣的氧和氮比例，以及水蒸氣中的氧和氫比例。

此外，還要加上由太陽輻射而來的粒子流。粒子流在大氣中被水蒸氣凝結，這種有陽光輻射的蒸汽，被人體吸進後，會在體內成為太陽能的蓄電池。**沒有經陽光照射過的水是死水，無法把生命力輸送到有機體內**。井水、閉塞的蓄水池以及蒸餾水，都是這種沒有活力的死水。水應當在陽光及空氣中晾曬一段時間後再喝，因為它們會吸收來自太陽及空氣的生命力，成為活水；但椰子、瓜果、漿果、水果及蔬菜內的汁液除外。

細胞是構成我們身體的根基，它們只有在含水狀態下才能發揮生命層次的功能。假如細胞沒有水分，就會變乾、不動，失去生命徵象。沙漠裡的乾旱空氣，無法賦予動植物生命力。在沒有水的地方，生命無法成形。

對於我們喝的飲用水，我們應該更注意才行。有一種水會使血管、組織及腺體變硬，使腎及膽囊長出結石；而另一種水則會溶解、沖刷體內不良的礦物沉積。

我們一般使用的水多屬「硬水」，水中漂浮著大量的石灰及其他礦物質，比如礦泉水、井水及地下水都是硬水。有些井水、泉水及湖水，被習慣稱為「軟水」，但這只是相對於硬水而言，真實情形就如多西（G. A. Dorsey）博士所說的：「地表上的河流，每年都會帶給大海數億噸溶解的礦物質及碳化合物。」

礦泉水對人體無益

身受病痛的人往往都會輕信某些吹噓的言論，比如說某種「礦泉水」具有神奇療效。其實這類水的水質非常硬，對人體非常不利，那些說這種水有益健康的人不是無意中被矇騙，就是有意想售水獲利。

有些病人宣稱，他們喝這種水很有用。一開始確實如此，但主要是因為他們喝了很多水，而水有助於清滌腺體及組織。

但接下來的後果，卻是持久的、具嚴重破壞性的。假如你繼續飲用這種水，體內礦物鹽會沉積很多，嚴重的後遺症就會浮現。所以不僅療效沒有了，最後反倒對身體造成更多傷害，而非帶來更多益處。

礦泉水、所有地下水都漂浮著一定量的土質元素，而且多得嚇人。據統計，一般的地下水含有很多碳酸鹽及其他石灰化合物，以至於若用來泡茶、沖咖啡及煮湯，四十年後，沉積在體內的這些外來物就足以做成一個一人高的石灰柱或大理石柱。

礦泉水及井水中的石灰含量如此大，單單每日攝入的量就足以阻塞身體的系統，讓人不到二十歲就進入衰老及死亡。但是，多虧了排泄器官的艱辛工作，才沒有讓人落得這麼悲慘的下場。

假如沒有皮膚及泌尿系統的排泄功能，幫助排掉因飲食而進入人體內的土質物，那麼，沒有任何人可以遵照傳統飲食習慣活過十年。

喝未蒸餾過的水對身體也不好，煮沸的水只是蒸發了一部分水，但沒有煮掉任何土質物。在顯微鏡下，把一滴生水放大一百倍，會看到很多微生物。水煮沸後，微生物的屍體仍殘留在水中，這會阻塞身體的淨化器官及排泄管道。

喝煮沸的開水，雖然不會把活的微生物帶進體內，但死的微生物屍體還是會積存在體內。假如生水是水族館，那麼開水就是墓地。

用乾淨的全新水壺燒水一週後，水壺內壁會留有一層石質水垢。不管這水是井水、礦泉水、溪水或湖水。

喝錯水，讓你關節更僵硬

要是飲用這種水四十年，身體會變成什麼樣子？假如我們的身體就像水壺一樣，無法排除沉積物的累積，那麼不出幾年，我們的身體就會變成石灰岩那樣硬硬的柱子。

我們的血液裡一直都有液態石灰，假如某個構造或腺體在碰到液態石灰時開始分解，那麼石灰就會乘機把空隙填滿，然後凝固。

很多古代動物、植物的化石遺跡，就是在原本的組織腐爛分解後，被石灰填充的模型。而拇指囊腫（拇指外翻）及關節增生，主要也是由於液態石灰填滿空隙而引起的。

如果任一個關節長久保持一個姿勢不動，就會變得僵硬，因為液態石灰會沉積在關節周圍。唯一的治療方法就是運動關節，以及喝蒸餾水、柳橙汁或葡萄汁，以溶解掉沉積的石灰，才可能把它清洗掉並排出體外。

飲用水，雨水及蒸餾水較安全

雨水已被太陽蒸餾過，不含任何礦物質。但是當它以雨的形式降落，會經過充滿微生物、塵埃、煤煙、酸性物質及各種髒污的大氣。這樣一來，當雨水落到地面時，就已被文明世界的髒污滲透了，變成淺稻草色。然而，只要雨一直下個不停，大氣中的污濁很快就會被沖洗掉，這時的雨水會越來越潔淨，就可以接這種雨水當飲用水。

蒸餾水是在水變成蒸汽之後，再冷凝而成的，所以也不含礦物質，是除了雨水之外，我們唯一可以飲用的水。這種水即使在水壺裡煮上數年，都不會在水壺內壁留下任何水垢沉積。蒸餾水是已知最棒的溶劑，是除了潔淨的雨水之外，唯一可飲用，而且對人體細胞及組織不會造成任何傷害的水。一直喝這種水，可以溶掉解體內的礦物沉積、酸晶及其他硬化沉積物。

前面提到的戴夢德，就是喝新鮮果汁及蒸餾水，擺脫了全身僵硬的毛病。因為這些不是藥物，所以很少人會用這些尋常東西來治病。

蒸餾水是威力強大的溶劑，會吸附牙齒上的礦物質，所以對牙齒不好。酸性果汁也如此，比如柳橙汁及葡萄汁，但比蒸餾水的溶解度差一些。

蒸餾水進入血液後，血液中的溶劑會增多，從而把血液中的礦物鹽溶解在溶劑裡，不至於成為器官及腺體的有害沉積，然後再經由不同的排泄管道排出體外。

假如大量飲用蒸餾水，或者只喝蒸餾水，那麼水會及時溶解並排掉那些已經累積在系統中的土質化合物。一般來說，四、五十歲的人效果會更顯著。每日飲用蒸餾水會加快有害化合物排出的速度，如此一來，長壽就更有可能達到。

對人體來說，沒有任何食物比椰子、瓜果、漿果及水果中的汁液（另一種形式的蒸餾水）更好的了。喝這些天然的汁液，就足以獲取人體所需的所有液體（溶劑）。除非你認為需要加強溶解體內的瘤及硬化的沉積物，否則正常來說，除了吃水果、喝果汁之外，不必額外補充一般的蒸餾水。

住在石灰岩地區的人，要避免飲用井水、溪水、泉水及湖水，否則可能年紀輕輕就會有肢體僵硬的毛病。在這種情況下，如果能長壽，實屬罕見。

正如前面所說的「我們吃是為了不死，實際卻是找死」，同樣的，我們喝也是為了不死，但喝錯水，實際也是在找死。

第14章 身體的真正需求

要征服欲望這個邪惡的怪物，難度很高，但還是有可能被「真我」馴服；之後將他永遠牢牢綁住，要綁住的是這個奴隸，而非主人。

——《了悟者訊息》（*Message of the Master*）

蘇格拉底曾經說過：「無所求是神聖的。需求盡可能降到最少，會把人與美善拉得更近。一旦征服欲望之後，人的物質性會越少，需求也越少。他需求越少，就越像上帝，無欲無求，那就是永恆。」

就像其他專家一樣，營養專家總認為自己的理論是正確的，但他們通常都是錯誤的。他們認為人必須吃這個來補充蛋白質，吃那個來補充碳水化合物，再吃別的東西來補充維生素及礦物質等等。他們竟然忘了一個事實：乳牛只吃草、綠葉，但活得非常健康。

現代人的飲食是去礦物質的，會在體內形成危險的酸性物質，這些酸性物質會侵蝕礦物質。但人怎能以這樣的飲食方式，存活那麼多年呢？因為人的本質一直是，而且現在仍然是食氣者。他們從宇宙射線，從空氣（宇宙食糧）中獲取真正的營養。

吃「去礦物質」的食物會生病，只要禁食，什麼都不吃，就可以康復。

每一個飲食男女都是活生生的例子，人活著從來沒能從食物獲得什麼營養。人們所吃的東西，只會產生酸性反應而從身體裡奪去礦物質而已。

宇宙射線中的礦物質

我們吃進菠菜，就會像營養專家所說的補充鐵元素了嗎？其實真正的過程是這樣的：我們吃進去的所有食物都會在細胞內形成酸性毒素，蛋白質、脂肪、碳水化合物都是如此。這些酸性毒素會擾亂細胞功能，阻礙細胞從宇宙射線中吸收礦物質。

外科醫師克雷爾斷言：「所有吸入性的麻醉品都會提高氫濃度，而一旦體內呈正酸性時，死亡就會降臨。」

保持體內酸鹼平衡非常重要，要是動物血液的鹼度降低，就會死亡。

對於人類的精氣來說，維持細胞核與細胞質之間的平衡（電位）至關緊要，這樣細胞才能自行供給所需要的生命力。一旦這種平衡降到零時，死亡就會來敲門。

身體細胞是一種擁有正負兩極的微型電池，細胞核是正極，細胞質是負極。細胞質圍繞著細胞核，是陰性（鹼性）元素；而細胞核是陽性（酸性）元素。細胞質是膠狀的鹼性礦物質溶液，這使得細胞成了一個微型的正負兩極裝置。

生命力，在細胞內體現為吸收、成長及繁殖，但仰賴的並非食物，而是氧化所產生的電位。臟腑器官之所以功能各異，也是由於電位各有不同。

我們吃的食物會形成酸性物質，而酸性物質會中和細胞質的鹼性，由此削減了細胞的電位。這意味著細胞吸收宇宙射線的能力也變弱了，代表體內將會缺乏礦物質，從而導致身體虛弱。

有人會建議我們攝取富含礦物質的鹼性蔬菜來改善這種狀況。這些鹼性元素進入血液後，會暫時中和酸性毒素，提升細胞質的鹼性，由此增加細胞電位，從而重新獲得吸收宇宙射線礦物質的能力。然後營養專家便介入了，他們盛讚吃菠菜的好處，說菠菜的礦物質可以轉化為細胞的礦物質。

這是錯誤的，是營養學的一派胡言。因為菠菜裡的礦物質，最後大都會以中性鹽的形式與酸性毒素一起從膀胱排出體外。實際上，食物中所有的礦物質，最後都會以中性鹽的形式隨尿液排出。

空氣真奇妙

當科學家們探測到藏在空氣裡的奧妙時，在原子領域的這個新發現讓他們興奮奔走。他們開始深入研究空氣的奧妙，宇宙射線以及宇宙輻射便成為他們頻繁使用的辭彙了。

已故的詹姆斯．金斯（James Jeans）是最早注意「宇宙射線對人類影響」的科學家之一。他寫道：「宇宙射線大量射向地球……每秒能分解每一毫升大氣中的二十個原子，以及我們體內數百萬計的原子，但是我們還不清楚宇宙射線對生理的作用為何。」

一九三五年，美國最尖端的物理學家羅伯特．密立根（Robert A Millikan）教授說：「宇宙射線是從四面八方投射而下、數也數不清的某種能量彈（光子、電子，或兩者皆有），落在地表生活的人們頭上。」

一九三九年布萊克特（P. M. S. Blackett）教授稱：「地球正在被極高能量的原子『瘋狂轟炸』……但我們對於宇宙輻射對人類的影響幾乎一無所知。」

《穩恆態宇宙論》（*Continuous Creation*）一書的作者布朗菲爾德（Wilfred Branfield），在書中設法說明生物如何以空氣維生。他以樹為例，說道：

樹木的生長，大都仰賴空氣而非土壤……每一次變化，光子、中子及高速旋轉的電子會在原子內部發生新的空間重組，電子的每一次更新或代謝，都會產生共振……以建立高質量的原子……這些反應是電學領域的，因此使用化學方法來研究分析根本沒有用，也是非常愚蠢的做法。

現代科學所指的宇宙輻射，就像瑜伽的普拉納（Prana，或譯為般納），或是中國人所談的「氣」，都是一種生命能量。經由儀器測量及記錄，已經毫無爭議地證明了輻射源的存在，使用的測量工具包括：蓋革計數器、宇宙射線儀及靈敏的驗電器，尤其是攝影感光乳劑。

假如生命是上帝，那麼呼吸就是在上帝之內，為上帝所有。隨著每一次呼吸，我們都與神聖的存在更緊密，遠超過我們的想像。生命本身的祕密、所有的祕密，都可能在研究生命氣息的過程中被發現，如《創世記》第二章第七節：「神用地上的塵土造人，將生氣吹在他鼻孔裡，他就成了有靈的活人，名叫亞當。」

我們看到，在輻射中，物質轉變為射線。俄國科學家拉霍夫斯基說，星星具有放射性，其中的各種礦物質會源源不斷地以宇宙射線的形式傳向太空。當宇宙射線撞到宇宙的另一部分，它們會物化為看得見的礦物質，而這些射線也是源於這些礦物質。

我們身體細胞的染色體一直處於宇宙射線的轟炸中。染色體吸收這些射線，並把這些射線轉變為(1)活力電流、(2)神經和腦部電流，以及(3)各種礦物質的電子。我們身體的細胞就是靠這些礦物質滋養。

多數人的「去礦物質」飲食會流失體內很多元素，但他們看起來還是很健康，很有活力。他們的礦物質從哪裡來的呢？答案是宇宙射線。假如他們是仰賴食物供給礦物質，就會因為「去礦物質」的飲食而很快步上死亡。事實是，儘管礦物質流失了，但他們仍然可以源源不斷地從宇宙射線吸收礦物質，而不是從他們的去礦物質飲食當中獲取。我們的身體如果沒有宇宙射線的滋養，很快就會枯萎消失。因為，人類一直都是食氣者。

3

呼吸與淨化

生存，其實就是對空氣的需索。

讓肺臟充分吸入新鮮空氣，並遵守所有其他健康法則。

從科學上來看，我們無論如何都不會死去。

——英國生理學家霍爾丹（John Scott Haldane）

第15章　人人都需要的生命氣息

宇宙的精髓就在永恆運動的無限氣體中，此氣體涵蓋萬物。在熱脹冷縮的法則下，萬物均由空氣的集結與分解而形成。

——古希臘哲學家阿那克西美尼（Anaxmenes）

呼吸是如此簡單、自然的功能，以至於人們幾乎注意不到，也不認為呼吸有多重要。直到最近原子領域有了一些新發現，為數不多的科學家才意識到，宇宙的精髓就在那持續運動著的無限氣體中，而此氣體涵蓋了萬物。

人可以數週不吃，依然存活；有些人三十天滴水未進，依然存活。但假如停止呼吸三至四分鐘，後果就會不堪設想。這證明，呼吸是生命之鑰，一旦我們抑制呼吸，生命就終止了。

《創世記》說神耶和華向泥人吹了一口氣，泥人就成了有靈的活人。所以氣息就是生命，是生命的靈啟動了身體；而肉體只不過是一堆原子的化合物而已。當生命的氣息不再啟動身體，身體就會分解，所有的原子元素就會回歸到它們最初的本源。（《約翰福音》：「叫人活著的乃是靈，肉體是無益的。」）這是古代了悟者的智慧，聽起來頗具哲理，事實上，真實性也隨時可證。

早期的呼吸理論

了悟者只把生命的奧祕傳承給他們的神祕教派，而且只傳授給他們的弟子，普通大眾無從知曉。這也是亞里斯多德時代（西元前三八四~前三二二年），那些關於呼吸的愚蠢理論盛行的原因。從那個時代起，直到西元十五世紀，科學都認為，呼吸的目的是「把氣體吸入體內以冷卻血液」。基於這個理論，又發展出了荒唐的蓋倫（Claudius Galenus of Pergamum，西元130-200年）學說：吸入體內的空氣是用來調節、維持，以及調和並冷卻心臟內熱的。那些奠定現代科學基礎的人，本應是充滿智慧的人，對於呼吸卻知之甚少，真是令人震驚。

經過十七世紀一些英國科學家的努力，才揭開一點關於呼吸的奧祕。一六六七年他們發現，空氣對於動物生命而言是極其重要的，吸入體內的空氣變成了血液的一部分。不到三個世紀前，科學家們竟然不知道空氣對動物的生命極其重要，那他們都在做什麼呢？那時候，化學知識如此貧乏，以至於吸入體內的空氣，與血液混合後，究竟又發生了什麼，人們一無所知。

這個奧祕在古代文獻中有相關解釋，那是四世紀時沒有被君士坦丁軍隊毀掉的古代智慧殘片。正因為這個文明的大毀滅，羅馬帝國及其所有轄省才在接下來的一千年裡被統治在黑暗之中。

在生命的黑暗王國裡，下一個突破就是：人們發現，深色的靜脈血與鮮紅的動脈血之所以不同，是因為某些氣體的滲入所致。

在此一發現之前，現代科學一直都認為空氣是非常簡單的一種物質，並不是複雜的化合物，而且還對「宇宙的精髓就蘊藏在無限的氣體中」這個說法嗤之以鼻。

重新發現呼吸的重要性

直到一六四三年，英國醫生約翰·梅奧（John Mayow）才發現了古代科學熟知的奧祕。那就是，並不是所有被吸入體內的空氣都會影響血液，影響血液的只是其中的一部分，這一部分他稱之為「靈性內核」（Spiritus Nitro-aerius），也就是後來被命名為「氧」的氣體。

梅奧因此挖掘到了生命力奧祕的一角，並發展出現代第一個關於呼吸的物理—化學理論，雖然語焉不詳。他是這樣說的：

> 關於呼吸的作用，它可以被界定為一種氣體狀的東西。不管它是什麼，是從空氣進入血

液的，對生命來說非常關鍵。所以被肺排出去的空氣，就是因為這些關鍵分子已經從中分離出去了，再也不適合被吸進去。

如此驚人的發現，當時醫界顯然不當一回事，因此梅奧的努力成果被遺忘了將近百年之久。生命力的奧祕、生命的奧祕，已經在他們眼前展露，但他們卻視而不見。

一七七四年，英國化學家普利斯特里（Joseph Priestly）重新發現了梅奧的「靈性內核」，並分離出一種氣體，他稱之為「氧」氣。由此填補了呼吸理論的部分空白，但他尚未發現生命力的奧祕。

直到十九世紀中期，德國科學家馬格努斯（Heinrich Gustav Magnus）證實了血液氣體的存在（在血液中以不同比例存在）之後，關於呼吸的現代理論才被確定了下來。

然而，將近一個世紀又匆匆而過了，醫界對於空氣在健康及生命上的份量還是沒能給予一個地位，也沒人去專門研究它。

就這樣一路來到了一九二四年，當時在密蘇里州聖路易醫院工作的一群物理學家，與華盛頓大學合作進行一項以千人為對象的大型研究，他們得出一個結論：中年人要想更健康、更長壽，可以透過「吸入適量的氧氣」來實現。

他們發現，理想的氧氣吸入量只在人生的第一個十年裡發生，那時候人的肺部狀況良好，胸部擴張的幅度達到最大。十歲後，人體吸入的氧氣量就減少了，但他們沒有說明具體原因。

十歲後，吸入體內的氧氣量之所以開始減少，是因為肺部退化，呼吸開始變淺。而元凶，就是隨著人類文明產生的空氣污染。

空氣攸關生命與健康，而這個劃時代的發現卻來得太晚。教科書裡充斥的都是「生命是一系列化學變化的體現」一類的論調，以至於空氣的地位變得無足輕重。

直到大概五十年前，空氣還被醫生看成是對病人非常危險的一種東西，以至於臨床醫生檢查完病人後，會要求把窗子都關緊，所有的縫隙及氣孔都要用棉花塞上，以隔絕空氣。接著，他還會要求在病床周圍掛上厚厚的毛毯，以確保病人不會接觸到冷空氣。

德國的布雷默（Bremer）醫生花了足足六十年，才讓人們開始相信空氣對病人是有好處的。這位醫生發現戶外空氣對病人並沒有危害，反而有好處。

呼吸的基本功能

我們前面提過，吃喝是一種有意的、被控制的行為，而呼吸則是自動的、無意識的過程，遠遠超出人類意識的控制。當我們入睡或因為受傷無意識時，依舊會呼吸，甚至比有意識及清醒時呼吸得更好更深、更規律，也更有節奏。

呼吸不僅是自動的、無意識的，而且是生命器官最基本的功能。所有其他的功能都是從屬的，是為了保持健康以便執行呼吸功能而設的。

人類的肺臟，肯定就是被設計用來適應呼吸功能的。它們是人體面積最大的一個器官，占據整個胸部，從鎖骨一直到最底處的肋骨，從前面的胸骨一直到後面的脊柱。

肺部的確是生命器官，一旦停止呼吸，就終止了生命；臨終之前，呼吸會變得困難。古代科學認為，經由口鼻、呼吸及消化器官，宇宙的靈性精華得以進入人體，如此能跟上帝直接連線。

呼吸功能不受干擾的持續性，是生物體的最大奇蹟。當新生兒開始第一次自行呼吸，就開始了這個奇蹟之旅，永不停歇，直到死亡來臨。僅僅數分鐘的呼吸中斷，都可能足以致命。

初生嬰兒吸入第一口氣後，他的個體生命才算剛剛開始。在那之前的胎兒階段，嬰兒的生命氣息要透過母體獲得，但要注意的是，並非來自母體。

在新生兒吸入第一口空氣的瞬間，他的身體就具備了生長、代謝、修復，以及從各種疾病中康復的能力。假如沒有醫生及其有毒療法的干預，新生兒的身體理應具備上述功能。

肺部的微血管是血液獲取必需空氣的管道，否則血液運轉就會失靈。血液從心臟流入肺，每分鐘多達六十次至八十次，每次都要在肺部吸入現成的空氣才成，否則死亡就會降臨。

肺的容量非常大，我們平均每天大概要吸入十二．七立方公尺的空氣，與此同時，一百二十五桶的血液會流經肺部尋求淨化。

在肺部有數百萬條微血管，它們交錯在細小的氣體管道及氣體細胞上，就像是很多藤蔓纏繞一棵樹的樹枝及葉子一樣。這些細小的微血管，管壁比肥皂泡泡還要薄很多，就是這種薄膜把血液及肺部的空氣隔離開來。

就是在這裡，呼吸的最後步驟得以完成。就是在這裡，空氣及血液混合在一起。就是在這裡，生命的氣息進入血液。就是在這裡，身體的毒素、髒污及各種雜質被血液運送後甩掉，然後新一波的氧氣、氮氣、氫氣及陽光精華被血液吸收，並運送到身體的各部位，分送給數萬億細胞給予正常的刺激，以便啟動它們的各種功能。

這個重要的過程哪怕受到一丁點干擾，後果都是致命性的。一旦呼吸受阻，血液中的二氧化碳濃度遽增，嘴唇會馬上變得青紫。假如呼吸受阻或停止，幾秒鐘之內，血液就會發黑。肺部大量的血管散布在數百萬計肺泡之間的狹小間隙裡，並形成網絡包裹著肺泡的囊壁。

血液以成千上萬的小細流流入肺部，幾乎就緊貼著肺泡裡的空氣。事實上，這就好比是生命之河以極精細的噴頭噴灑於生命氣息之間，這樣血液中的每個細小的粒子與肺部生命氣息的每個原子，就能以最親近的方式結合在一起。

人從生到死，每個時刻，全身的血液供應都會流經肺部被淨化多次。

當血液流入肺部時，顏色是深藍，或接近黑色的深紫色。這是靜脈血，運送著從身體細胞、組織、腺體及器官收集來的所有髒污及毒素。

不管從哪個層面來看，這種流入肺部的血液，跟毒液無異。這樣的血液從身體各處的大小靜脈流回心臟，然後流入肺部尋求淨化。

當這種淨化在肺部發生，血液的顏色就發生了不可思議的變化。肺部的空氣瞬間就被遍布整個肺部內層的血液吸收，原本充滿毒素的墨色血流，好似變魔術般地一下變為閃亮亮的鮮紅色。這就是血液淨化，而且也是生命之流唯一能夠得到淨化的途徑。

血液一旦中毒，就阻斷了氧氣供應

轉動生命齒輪的生命之流，不僅是健康和生命的載體，同時也具有破壞力。

從肺部數百萬的細胞中，血液吸入空氣中的各種氣體，並由紅血球吸收。紅血球直徑大約為千分之七．九毫米，而血液中有二十五兆到三十兆這樣的紅血球。若是拼接起來，它們的總面積大約有十八．六平方公尺。

倘若我們吸入污染的空氣，紅血球經過肺部時會對其退避三舍，因為這種空氣很危險；然後，麻煩就來了。

紅血球有兩個凹面，邊緣輪廓平滑。但流入肺部的血液，如果吸入有毒氣體及煙霧，會使這些紅血球迅速發生變化。它們不再是圓形，而是變成橢圓、不規則的形狀；而且不像健康良好時那樣自然地互相吸引、一起流動，現在我們會看到它們鬆散地分布著。對於見識淵博的觀察者來說，這很明顯說明了（就像紅血球的泣訴）：血液裡的紅血球如此分布，對身體很不利，身心層面都會嚴重受到損害。

肺部細小的微血管，僅能容許單一的紅血球通過。其實，把紅血球和肺部細胞裡的空氣隔開的，只是一層僅有四微米厚的薄膜。這層薄膜是它們之間唯一的阻隔。

皮膚受熱，皮膚內的血管就會膨脹變紅；同樣的，假如我們吸入的空氣太熱，肺部的血管也會膨脹，那麼紅血球要想吸收氧氣就不是那麼容易了。這就是為什麼過熱的空氣會令人窒息。再者，假如空氣的毒性很大，紅血球也會避之唯恐不及，這也會讓人感到窒息。

當然，發生窒息並非總是上述原因引起的，還有其他的可能：比如肺部細胞的細胞膜增厚，或者是被碳分子包圍而阻礙了氧氣自由進入血液。

冷空氣令人振奮，因為它不會使肺部的血管擴張，所以紅血球隨時都能吸收到氧氣。而且，冷空氣比熱空氣含有更多的氧氣。攝氏零度的空氣比起攝氏一百度的空氣，含氧量要高出二五％。

肺部的慢性病及半慢性病，如哮喘及肺結核，都會導致窒息症狀。呼吸困難也是老年人的主要困擾之一，但並非年紀大引起的。八十歲的人其實應當和二十歲時一樣，照樣呼吸自如。但為何做不到呢？這就是我們接下來要談一談的內容。

空氣可以讓你生，也可以讓你死

空氣對於維持生命如此重要，因此相較於肺臟，身體其他所有器官的總面積都會顯得微不足道。但是人們一向只對飲食小心謹慎，卻對呼吸的空氣毫不重視。除非空氣餿到令人作嘔時，才會引起關注。

正常情況下，左右肺葉大概有十億個細小的氣體細胞。假如把它們攤平，覆蓋面積可達到十二公尺寬、十五公尺長。這就是肺臟直接接觸空氣的呼吸面，也是人類的生命力容量。

光靠單次呼吸並不能把肺部所有的空氣替換掉。通常，每次呼吸，我們會吸入約五百毫升的空氣。這叫做(1)一次呼吸的空氣（肺活量），這樣的呼吸並不費力。但如果我們做一次深呼吸，那麼會多吸入一千六百毫升的空氣，這多吸入的空氣可以叫做(2)「補吸氣」。

如果突遇危險，比如面對一頭憤怒的公牛，我們需要更多的力量才能逃脫。

我們通常會被告知，能量來自燃燒食物。但是緊急情況下，假如我們的胃是空的，就無法依靠食物來獲取更多的能量。這時，如果我們無法立刻吸入多於五百毫升的空氣，神經就無法提供必需的生命力，我們就無法以最快速度逃離。

在這樣的情況下，更大的空氣容量需要借助更大的肺擴張及更快的呼吸才能實現。跑完步之後，我們會發現自己呼吸又急促又困難。

這種更多的額外空氣叫做(3)儲備或補充的空氣，可以多達一千二百到一千五百毫升。除去一次呼吸的空氣、補吸氣及儲備的空氣之外，肺部一直都會有一定量的氣體。無論我們做什麼，都不能把肺泡裡的空氣全部排出去。假如我們能夠做到，確實把所有空氣都排出去了，我們也就死了。

即使是最深最長的吐氣之後，肺部也總會留下一千六百到三千二百毫升的空氣。至於是多少，這要看整個胸部大小，但也可大概估算為一千到一萬兩千毫升之間，我們可以稱這些殘存空氣為(4)「餘氣」。要是連這些氣體都沒有了，人體細胞的運轉就會降到生命層次以下，那時肉體的死亡將不可避免。

肺部的「餘氣」，堪稱人的生死一線。正是這個最後防衛使人免於以下的危險：

1.嚴寒的空氣要先經過餘氣溫熱，如果直接就進入末端肺泡的話，人會立刻死掉。

2.要是末端肺泡直接吸入髒空氣，它們的囊壁馬上就會裹上厚厚的污垢，這樣維持生命力的充足氧氣就無法進入血液，那麼人也會很快窒息。

要是肺部末端的肺泡直接吸入零度、甚至更冷的空氣，那麼肺泡馬上會凍住，人會立即死掉，這是住在極端環境下的人必須嚴防的後果。

在進入末端肺泡之前，冷空氣必須要先跟肺內溫暖的餘氣融合在一起。對於那些居住在寒冷地區的人來講，這就是生死一線間的事。

我們咳出的污痰，就潛藏著我們吸入的污染空氣。餘氣會阻止髒污進入末端肺泡，當髒污在肺部累積到一定程度，我們就會把它咳出來，但前提是它沒有沾黏在肺壁上，沒有受到什麼阻礙才行。肺部的餘氣會溫熱剛吸入的冷空氣，而且一定程度上，還可以阻止灰塵及煤煙進入末端肺泡。但是它無法阻止文明社會空氣中的有毒氣體和酸，它們會直接進入末端肺泡，並且透過它們的囊壁進入血液。

其中就包括現代戰爭中使用的致命氣體，第一次世界大戰時曾經被用作毒殺的工具。即使沒有被戰爭中的毒氣馬上毒死，吸入這種氣體後也活不長，那些被毒氣嚴重毒害過的人，再也無法恢復到原來的健康狀態。這種毒氣橫掃歐洲，引發了肺病傳染高峰期，這是人類歷史上前所未有的。那時空氣中的那種氣體及酸濃度太高了，以至於隨著風吹過大西洋，或許正是這個導致了美國一九一八至一九一九年的流感及肺炎傳染高峰期，那時有成千上萬的人死於肺病。戰後幾年，生活在歐戰區的許多人都遭受過肺病的折磨，不少人因此死掉。從戰場升騰起的這種氣體及酸真的是罪魁禍首嗎？根據英國登記總署的一份報告統計，在一九一八至一九一九年的那場流感大傳染中，共有十一萬二千二百三十九人死亡，或者說，每一百萬人中就有三千一百二十九人死亡——這是有史以來的最高死亡率。

即使是在一八四九年可怕的霍亂高峰期（當時正值全民疫苗接種），每一百萬人中也才有三千零三十三人死亡（一九二〇年九月十一日《美國醫學協會雜誌》）。

一九一九年九月二十日，刊載於《科學美國人》（*Scientific American*）的一篇文章聲稱，截至一九一九年三月十日，共有五萬六千九百九十一位美國士兵病死，相比之下，戰死沙場的美軍只有四萬八千九百零九人。而在病死的美軍中，有四萬七千五百人死於肺病。換句話說，在這個國家提供最好醫療照護的情況下，肺病依然殺死了那麼多的士兵，堪比戰場上敵人的武器。

醫學博士小湯瑪斯．法蘭西斯（Thomas Frances, Jr.）如此描述一九一八至一九一九年的大規模流感：

> 有一個時期，短短幾個月，就有兩千萬人死亡，這個地區僅剩下五十四萬八千人了。
>
> ——《美國醫學協會雜誌》，一九四三年五月一日

這使得肺病死亡率上升到了每百萬人中就有五千二百一十一人死亡，這是空前高的紀

錄，遠遠超過了歐洲中世紀初黑暗時代可怕災難造成的死亡率。

一次世界大戰使用的毒氣，造成的恐怖後果震驚了全世界；我們對漂浮在空氣中那些致命的氣體實在知道得太少了。這也促使世界各國承諾，在今後的戰爭中不再使用毒氣。

皮膚是重要的排毒器官

細胞廢物污染身體的速度之快，以及身體淨化的重要性，都可在皮膚發揮的作用中顯現出來。

皮膚是身體的多孔性表層，連接著神經、動脈及靜脈的巨大網絡，布滿了數十億細小的毛孔。皮膚是身體的排泄器官，可以排出細胞運轉產生的毒素，但也可以吸收大氣中的生命力元素，前提是皮膚能夠運轉正常。

一個真實的歷史事件，證明了皮膚在這方面的重要性。在一次羅馬教皇加冕儀式上，有位小女孩全身都被塗上了金漆，好讓她看起來更像個小天使。但不到二十分鐘，她就死掉了。致死原因就是：細胞運轉產生的毒素造成身體中毒，因為塗在皮膚上的金漆堵塞了毛孔，導致碳酸氣體無法透過皮膚排出體外。

這個事件表明，肺部及皮膚排出的二氧化碳對身體毒害真的非常大。同時也顯示，排出致命氣體時，皮膚是肺臟的得力助手。

呼氣比吸氣更重要

紐約大學教授哈洛德．雪頓（Harold H. Sheldon）在時代廣場的戲劇區安裝了一個儀器，專門用來吸入屋頂高處的空氣。一週後，這個儀器共淨化了九百六十六萬三千一百二十三立方公尺的空氣，並分離出三百四十升的污物，其中包括灰塵、煤煙及焦油，重達一六．七公斤。

持續吸入這樣的空氣會使肺壁蒙上一層髒污，時間久了，呼吸就會有困難，稍微用力吸氣就會喘得厲害，上氣不接下氣，還可能有窒息感。

但是，呼氣能對抗污染的空氣。呼氣越有力，排出肺部的有毒氣體就越多。但如果你生活或工作的環境裡充滿了有毒氣體，即使用力呼氣也無濟於事。

動物本能地知道呼氣的重要性。「馬會從鼻孔噴氣，狗、猴子及任何其他動物也都會。」戈弗里．羅德里古爾（Godfrey Rodriguer）教授在《生命之鑰》（*Key to Life*）一書中寫道：

還有什麼動物與公牛同等體型，卻擁有更大的力量？當牠噴氣時，就像一股力量巨大的噴泉。

公牛知道，牠呼氣越多就越強壯。牠不是偶爾才用一次牠的鼻子，牠會一直噴氣，噴得越多，胸部就越大，腰圍就越小，就能通過肺部把體內的有毒垃圾排出得越多。

在呼吸功能中，呼氣能把臭氣清理出去，在肺部創造出一個真空。咳嗽及打噴嚏會幫助這個過程，也會使這個過程更有力。

從肺的最深處用力咳，然後屏住呼吸，如此形成的肺部真空會產生一種拉力，能從血液中拉出更多的毒素，拉到肺裡後再排出體外。

請你這麼做：呼氣到不能再呼的程度，盡量延長呼氣時間。然後用力咳，以增強呼氣力度。接著屏住呼吸，閉氣時間盡量拉長。這樣做會在肺部形成一個吸力，把血液中更多的毒素吸出來。

擅長描寫野外生活的作家歐尼斯特．賽頓（Ernest T. Seaton），他在描寫叢林狼時提到，老獵人都知道一點：當狼吃到有毒的誘餌時，知道只有一個辦法能夠解毒，那就是用力呼氣。牠本能地知道這一點，而人從來都沒有被教過要這麼做來解毒。

假如毒素還沒有發作，野狼還能有時間跑上一段路。如果牠跑得夠遠，呼吸夠快，肺就會排出誘餌的毒素，這樣就能保住一命。

這種毒，野狼沒有能力吐出來，也無法透過腸道或腎臟排出。牠們也沒有皮膚毛孔，無法透過排汗來排毒。所以，肺就成了唯一的排毒管道。多數情況下，野狼就是透過呼氣來解毒的，也就是透過肺來排毒。

當痛苦不堪的身體努力要咳出文明社會的毒氣時，人們通常的做法反而是吃點什麼藥來止咳。

對很多人來講，身體功能依然是一個謎團，他們不知道咳嗽原來是緊急排毒的一個自然過程，咳嗽就是為了排出任何不應進入肺部的物質，不管是有形的物質或無形的氣體和酸。

咳嗽就是肺部氣體的迅速排出，而人咳嗽時氣流沖出咽喉的速度，經過測算，可達每小時三百九十四公里。這種速度堪稱超級旋風，這是吸入肺部的空氣在釋放前被壓縮產生的巨大壓力累積所致。

咳嗽及打噴嚏是呼氣的兩個緊急、自然的過程，如此身體才能行使其重要的功能，把有毒氣體及酸排出肺部。愚蠢的是，人們通常會阻礙這些有益的反應過程。如果把污染空氣這個因去掉，咳嗽及打噴嚏這個果自然會平息。

要是有人告訴我們咳嗽和打噴嚏是有益的、緊急的排泄過程，那麼大家就能避免諸多痛苦了。然後，我們就會知道如何配合這些淨化過程，而非加以阻礙。

但相反的，我們卻努力地使用有毒的藥物來止咳，並且依然故我地吸入污染的空氣，而這正是肺部要藉由咳嗽努力排出的毒素來源。

當藥物「治好」咳嗽後，人依然生活在污染的空氣之中。他不斷吸入這種空氣，空氣進入血液，循環全身、毒害全身。染上流感、肺炎，甚至是到了臨終一刻，他都不知道這是有毒的藥物在作祟。

你待在房間內，沒有任何明顯的原因卻莫名打噴嚏或咳嗽，那就意味著你該換個地方待著。但因為你對自然危險的信號並不知曉，它們就被你忽視了。一旦你能夠識別這些信號，就會知道要立刻起身到空氣更好的環境裡。

如果你連續打了好多個噴嚏，或者你一直打噴嚏有段時間了，你可能會被診斷患上了「花粉熱」，但你周圍並沒有花粉這個過敏源。

利特博士（J. A. Little）在《護理雜誌》（*Pathometic Journal*）中寫道：

> 我從來沒有碰到有人曾提過呼氣的重要性。醫生們都是遵循著沿用數個世紀的呼吸古老準則，那就是：吸入更多的空氣，必要時還要強行吸入。
>
> 然而恰當的做法，卻是把體內舊的、不新鮮的空氣透過強力呼氣給排出去，以便把空間讓給新鮮的空氣。

當我們把這樣的舊空氣排出肺部後，吸入新鮮空氣就不用費什麼勁。它會衝進去填補空位，我們也無法阻止它進入。因為我們體外的大氣壓力是每平方公分一千克，所以當我們體內有空間時，新鮮空氣就會立刻衝進去填補。

經過多次的實驗指出，髒臭的空氣會使人活力減退；而新鮮的空氣則能提升活力。一副潔淨的身體比藏污納垢的身體，振動頻率相對較高。

起來吧！多去戶外走走

紐約讀者來了一封信：「我不知道怎麼回事，只要一躺下睡覺，好像就要窒息一樣。我不得不起來，使勁搖著頭，按壓喉嚨，好像我既不能吞嚥，也不能呼吸了。接著我的心臟狂跳不止。這是神經出問題嗎？醫生也不清楚到底怎麼回事。我吃水果、蔬菜，還禁食，但也無濟於事。要是你清楚其中緣由，懇請能答覆及解釋。」

我總認為，如果人們能清楚真正的活力法則，事情就好辦了。窒息、喘息、上氣不接下氣、呼吸困難這些感覺，都暗示著以下三點：

1. 肺功能下降；

2. 空氣污染；

3. 氧氣不足。

地球上唯一的療癒方法，便是去呼吸純淨的戶外空氣吧！除此，別無他法。

第16章 遠離死亡氣息，你要做到的事

無限智能安排了空氣與血液命中注定的相遇，當生命之河因毒素污染而變黑，由心臟的右心室流經肺動脈再流入肺部，它總能夠及時吸收到細小氣室裡的空氣。

——羅斯特，《人體的故事》（F. M. Rooster, *Story of the Human Body*）

血液在肺部的細小氣室裡，到底吸收了怎樣的空氣？

人類知道自己必須仰賴呼吸生活，卻對自己吸入空氣的種類毫不在意。我們已經認識到，自己對於生命的氣息所知甚少（《創世記》）。而對於死亡氣息，知之更少。看來，我們並不真正知曉呼吸的功能是生與死的雙重奏。

吸為生，把生命活力輸入體內；呼為死，把死亡帶離身體。

人呼吸是為了不死，實際卻是找死。吸氣會帶給這副身軀生命，抑或死亡？到底會是哪一種？這取決於人類呼吸的空氣種類。

若空氣是新鮮的、純淨的，吸氣會帶給身體生命力。反之，倘若空氣是不新鮮的、污濁的，那麼吸氣就會導致身體逐步邁向死亡。萬一吸入的空氣攜帶著大量毒素，死亡就會很快

降臨；毒素攜帶較少，死亡則會逐漸潛入。

生命的氣息是清新潔淨的戶外空氣，充滿了宇宙的力量，鳥類和野獸因此而健康、充滿活力。

死亡的氣息，是文明社會中污濁、滯塞、污染的空氣。一個文明人本應風華正茂時，卻生活在疾病和苦難之中，病痛纏身，變得虛弱、衰老。

致命的二氧化碳

在一個房間裡，每人每小時需要八萬五千公升的清新空氣；而一個成年人每次呼氣，就會污染約一大桶的空氣。毒氣由碳酸、乳酸、鹽酸、磷酸等酸性物質構成，被血液運送到肺部並排出。

在通往肺部的通道裡，血液首要處理的是碳酸。這是在家庭及醫院的空氣中最常見的致命氣體，卻很少被正視。這種氣體的殺傷力，比任何其他毒素更迅速，比響尾蛇的毒液還要凌厲。

呼出的氣體，是死亡氣息的致命角色。寒冷冬天空氣不流通時，這種氣體就會充斥在家中，人們一遍又一遍地呼吸著相同的空氣，一遍又一遍地毒害著身體，引致家庭成員遭受許多疾病，包括：咳嗽、感冒、咽喉腫痛、白喉、百日咳、腮腺炎、痲疹、猩紅熱、花粉熱、天花、流感及肺炎等。

這些疾病被視為具傳染性，但實在是個謬誤，許多人會幾乎同時患病，只是因為他們呼吸著同一種空氣。

二氧化碳更加危險，因為二氧化碳無色無味，我們的感官無法察覺。二氧化碳與氫氣混和，一起形成了沼氣，許多英勇的礦工因此送命。沼氣是所有地下危險中，最可怕的。

二氧化碳由兩個氧原子與一個碳原子構成，若以重量計算，這種氣體包含了十二份碳及三十二份氧氣。氧氣對維持生物體十分必要，但錯誤的組合卻會成為讓人類致命的敵人。

一份大氣中約含有二氧化碳兩千五百分之一，比例非常小。但這種氣體往往會沉降到地面的低處。

一旦一百份空氣裡含有四份的二氧化碳時，就相當於致命的毒藥。比例更大時，會更加迅速地置人於死地，而且再沒有獲救及復原的希望。

這種氣體沉降到地面，有時會在沼澤和低窪地區的泉井裡發現大量此類氣體。有人在家人眼前進入泉井中，還沒來得及對家人的呼喚做出回應時就已昏迷死去。死亡就發生在一瞬間，數以千萬的此類事故已經釀成或正在上演。下水道裡也大都是這種有毒氣體，有人鑽進人孔蓋，只離地面約一公尺深處，就沒能及時上來。下去找他的同伴，也沒能及時上來，於是第三個、第四個人也要下去找，直到幸運地被人及時攔住。前面兩位已經確定死亡，都因吸入二氧化碳立時斃命。

身體裡所有的血液，每小時會在肺中出入多次，排出二氧化碳的氣體並吸收細胞所需要的氧氣。若吸收不到氧氣，死亡也將尾隨而至。如果二氧化碳氣體不能及時排出體外，那麼在體內循環過程中將會造成一連串損害。這將影響每一個細胞，而如果細胞功能被削弱，整個身體都會受苦。

所有你花錢買來的飲料、蘇打水、汽水、啤酒和發酵液體、蛋糕、麵包、烹飪用蘇打粉、啤酒、發粉、麵包以及所有發酵產品裡都含有二氧化碳。

輕度二氧化碳中毒，早期症狀是不安、情緒低落、打噴嚏、倦怠、頭痛、頭暈、壓抑感、咳嗽和發冷。

從生起篝火那一刻

德國藥理學家列文（Louis Lewin）說：「人類可能在史前時代就遭受過一氧化碳的毒害。」他關於一氧化碳中毒歷史的報告首開先河，追溯到古希臘和拉丁文學中有關一氧化碳的效應，並得出結論：在所有毒氣中，唯有一氧化碳與人類文明史息息相關。[15]

怪的是，這個事實卻遲至這麼晚才受到關注。有位作家說過，一氧化碳是致命的藥劑、十足的殺手，以及頭號的生命破壞者。

當人類第一次點燃篝火時，以為自己擁有了某種力量，卻未曾想到，一種毀滅性的氣體由此而生。這種氣體已經殺死數百萬人，並且將會繼續奪去無數人的性命。用來生火的材料起初是草、木材和其他植物性物質，古書記載，很多情況下，致命的毒害是來自火災產生的濃煙。

看來，早期人類並沒有意識到這個潛在的危險，亦即大火會釋放出有毒氣體。現代人類在這種氣體中生活了數千年後，才對它略有所知。人類並不清楚，一氧化碳氣體能立即讓數千人斃命，也能慢慢奪去無數人的性命。

生理學家稱，在某些情況下足以令人喪命的氣體，一點一滴吸入後也會逐漸損害身體。這種氣體可能因為太稀薄而不會馬上致人於死，但如果持續不斷接觸就會誘發機體組織的衰退。其破壞作用會以各種症狀呈現，也就是「疾病」。

列文發現古代文獻中提及很多一氧化碳的中毒案例，從中摘錄的段落顯示，這種氣體中毒是各種死亡的頻繁肇因，包括意外事故、自殺，以及被用來當作懲罰及酷刑的凶器。他引用一段古羅馬歷史學家蒂托．李維（Titus Livius）的話，時間大約在西元前二百年第二次布匿戰爭（Bella punica）[16]期間：

> 盟軍指揮官們及其他羅馬市民突然被抓，並被綁在公共澡堂裡看守起來。但是那裡熊熊燃燒的大火及散發的熱氣奪走了他們的呼吸，他們死的樣子非常恐怖。

叛教者尤利安（Julian the Apostate, 331-363）[17]曾經提過，他冬天在巴黎營房裡幾乎窒息而死的經歷。因為天冷，他在房間裡生了一小堆火。火冒出的煙氣迷糊了他的大腦，使他昏睡過去。他被抬出時已經不省人事，如果不是及時發現，他早就死掉了。

十五世紀的坎伯鳩（Campegius）也講過一個故事，說兩位商人冬天要去里昂，途中在一家小旅館過夜。為了取暖，就在房間的壁爐裡生火，然後就上床睡覺了。第二天早上，人們發現這兩個人死在了床上。

十五世紀以後，隨著煤炭這種燃料越來越多人使用，一氧化碳的中毒意外也大大增多了。

隨著家庭用和工業用的各種熱能發明，被一氧化碳毒害的風險以驚人速度增加。直到今天，因為點燃瓦斯而導致一氧化碳中毒的事件也頻有所聞。這種形式的中毒，已成為分布最

---

15. 參見《一氧化碳中毒回顧》（*Review of Carbon Monoxide Poisoning*），一九三六年。
16. 指古羅馬和古迦太基之間的戰爭，布匿是當時羅馬人對迦太基的稱呼。
17. 尤利安一出生就受洗，在嚴格的基督教教育下長大。後來卻轉向希臘羅馬的傳統多神信仰。他是君士坦丁大帝之後，羅馬唯一的非基督徒皇帝。

廣，導致意外及死亡最常見的原因之一。

科伯（George M. Kober）及海赫斯特（Emory R. Hayhurst）兩人針對一氧化碳進行調查，其報告指出：僅僅在工業生產中，就有二十四個一氧化碳的接觸源頭。

汽車、卡車、公車及其他以汽油為燃料的引擎所排放的廢氣，已經成為一氧化碳中毒的穩定增長來源。更危險的是，燃料中還加入了一些化學物，以阻止引擎中的碳聚集。廢氣中的這些化學物，毒性甚至比汽油燃燒排放的氣體還要毒。

沒有明顯的氣味能夠提醒人們，防範來自一氧化碳毒氣的危險。此一事實首次由培根尼斯．維魯拉米奧（Baconis de Verulamio）於一六八四年提出，不像多數前輩那樣，他小心謹慎地使用「蒸汽碳」（vapor carbonum）一詞，而非籠統的「氣體」。而生理學家凡．哈蒙特（Van Halmont），則是第一個為這種氣體命名為「碳氣」的研究者。

直到一七三二年，荷蘭醫生布爾哈夫（Hermann Boerhaave）首次在動物身上研究一氧化碳氣體。他發現，所有熾熱的物質，如木材及煤炭，都能產生一種致命的蒸汽，能在極短時間內把關在密閉空間裡的動物殺死。

這太恐怖了，想一想，這種蒸汽碳會對寒冷地區的人們造成什麼樣的傷害。他們整個冬天都生活在密閉的室內，在空氣幾乎不流通的情況下，一週又一週地反覆呼吸這種蒸汽碳。

一九一九年，美國礦務局發表了一篇科技論文，該論文是關於汽車廢氣造成車庫空氣污染程度的研究，其中談到：「在本文作者進行的數次測試中，汽車引擎發動十分鐘後，車庫裡的氣體就會十分危險。」

亨德森（Yandell Henderson）和哈葛德（Howard W. Haggard）兩人的報告指出，一輛以時速十六公里前進的汽車，在開了十二公尺後，車主會受到前面車子排出的廢氣影響，但其中一氧化碳的濃度已稀釋到萬分之一或萬分之二。他們進一步指出，在交通繁忙的城市街頭，萬分之一的濃度是比較常見的。隨著交通擁擠程度加大，一氧化碳的濃度也會相應增加。

一九二〇年，一群研究人員走訪調查一三〇八個車庫及汽車維修店，其中有三百四十一家在紐約市，九百六十七家在該州其他地區。這些維修店總共雇請了五九〇八人。

這些人對汽車和卡車廢氣的危險性，一無所知。雖然其中有些人確實知道廢氣可能會「令人昏迷」，但不知道會那麼嚴重，吸入後甚至會造成致命後果。其他人則認為，他們只要在車庫工作一段時間，身體就會習慣而不會受到傷害。

人們不知道的是，他們一直都被一個隱形的敵人包圍著，而且會危及健康與性命。他們不知道，多數所謂心臟病突發引起的猝死，其實元凶就是這種看不見的敵人。他們也不知道，不存在這種隱形敵人的地方，人們都能活到兩百歲、兩百五十歲。所以，請牢記，一定要遠離這個危險敵人，以免為時太晚。

好好琢磨一下這個畫面。以隱形氣體存在的這個敵人是如何進入口鼻，然後長驅直入，直接侵入到肺（肺部沒有任何遮擋），接著再滲進血液被運送到身體的最深處。

礦物局曾經做過一個實驗：在一間門窗緊閉的車庫裡，發動一輛車子十分鐘後，車庫裡的狗狗就昏死了過去。其中一隻狗半個小時後就死掉了，但車庫裡一氧化碳的濃度才只有千分之十五而已。

一氧化碳中毒嚴重時會置人於死地，是因為它有致命的本事讓人窒息：

1. 麻痺大腦的呼吸中樞神經。
2. 原本跟氧氣結合的血紅素，在遇到一氧化碳時會轉而與一氧化碳結合而排斥氧，無法把氧氣運送至各組織。

有關的權威機構已經證實，在人口五十萬以上的城市，其繁忙路段每一萬毫升空氣的一氧化碳濃度為〇・六二。

空氣中沒有什麼比一氧化碳的毒性更大的了，哪怕含量只有兩千分之一都會引發頭痛，濃度達五百分之一就可能令人昏迷。

彭斯（L. Burns）醫生檢查了兩萬多人的血液樣本，研究一氧化碳對人體的影響後寫道：

一氧化碳氣體透過肺部滲入血液，與血紅素結合得太緊密了，以致血液無法行使其正常功能，無法將氧氣輸送到身體的其他部位。

這種氣體滲入血液，被血紅素吸收，而血紅素本來是要把氧氣輸送到全身各個細胞的。一氧化碳對血紅素的親和力要比氧氣高出三百倍，這使得血液吸收一氧化碳非常快速。

當血紅素充斥著一氧化碳，血液中的氧氣量就會減少。首先出現的症狀，就是頭痛及虛弱無力。隨著狀況惡化，更為嚴重的症狀很快就會出現。

哈佛實驗室的科學家們，冒著生命危險來瞭解一氧化碳中毒的更多可能症狀。他們發現，一般人的血液所能承受的一氧化碳的飽和量僅為三分之一。該氣體的極度危險性，被其中一位科學家親自驗證。他剛剛完成一些測試後就突然暈倒了，經及時抬到戶外，呼吸新鮮空氣後才甦醒了過來。

只要極低的濃度，一氧化碳就能把人迅速推到崩潰境地。高速公路上百分之五的汽車及密閉卡車，所釋放的一氧化碳濃度就足以對司機及乘客構成威脅。即便空氣中的一氧化碳濃度只有千分之一，但只要持續吸入半個小時，就會昏迷。

人類對一氧化碳沒有自然或後天的免疫，每次接觸都會造成相同的後果。

列文發現，一氧化碳會損壞狗狗的大腦，讓牠認不出自己的主人。他指出，在一氧化碳的中毒案例中，大腦退化產生的巨變早晚會出現。

麻痹及其他神經系統失調的症狀，在一氧化碳中毒的案例中都可找到，這清楚顯示，一氧化碳對大腦及其他神經中樞具有特殊的毒害。

一九四七年十月十三日，有個新聞標題是這樣寫的：「城市裡精神錯亂的人更多了」，內容提到：

> 你住得離市中心越近，精神錯亂的可能性越高。這是在美國五大城市的調查結果。雖然精神病專家早就知道，住在城市裡的人比住在鄉村地區的人更容易精神錯亂，但是詳細調查精神錯亂者分布的區域後，結果卻讓他們大吃一驚：離市中心越遠，精神錯亂的比例越低。

精神錯亂的最高發病率就在市中心，那裡空氣中的一氧化碳濃渡最高，這些一氧化碳來自汽車、卡車、煤煙以及香菸的煙霧等。

一到城郊，空氣中的一氧化碳含量明顯減少，精神錯亂者也變少了。而在開闊的鄉間，空氣更好，精神錯亂的發病率更低。假如村民們從來沒去過城市，家裡也不會經常有二手菸或油煙，或許精神錯亂會在此徹底消失。

美國公共衛生署的約翰・察恩亞克（John Chornyak）和索耶斯（R. R. Sayers），曾經做過有關一氧化碳對腦部損害的研究。他們在顯微鏡下檢測了四隻狗狗的大腦，每一隻都是在不到半小時內被汽車排放的廢氣殺死的，元兇正是一氧化碳。他們發現，大腦最重要部位的一些神經細胞幾乎完全損壞了，有部分細胞已經破裂（腦溢血），並有一些液化。其他細胞則萎縮變形。

這些狗狗的大腦血管腫脹變形，並被停滯不動的紅血球堵塞。這是由於身體的本能力量想試圖透過急速大量輸送維持生命的氧氣，來搶救受損的腦細胞。

這些醫生的發現顯示，「腦溢血」就是因為血液急速衝到身體的病危部位所致，因為身體本能地想把更多氧氣輸送到大腦細胞。

一些所謂的疾病，其實不過是一氧化碳慢性中毒的各種症狀而已。這些症狀主要有：頭痛、頭暈、精神緊張、神經及肌肉疼痛、消化紊亂、焦慮、虛弱乏力、視聽障礙、呼吸急促、貧血、充血及心絞痛。

一氧化碳中毒的人，往往看起來像是個醉漢。他們眼神迷茫呆滯、眼睛有點外凸，以及呼吸不規律——先快後慢，接著是心律不整。

科倫（August Koren）醫師發現，漸進性惡性貧血是一氧化碳中毒的症狀。他描述了如下的病理反應：心臟擴張、脾臟腫大、紅血球大量減少。

一個死亡案例的屍檢結果表明，所有的內臟器官都呈現灰白色，心臟肌肉組織增厚；心臟在顯微鏡下出現黃色斑點，這是晚期的脂肪變性[18]；脾臟顯著腫大、硬化。

血管硬化有各種原因，而一氧化碳中毒就是其中之一。普爾弗塔夫特（Pulvertaft）醫師提過一個案例：一位十九歲的年輕人因為一氧化碳中毒，心臟自發性破裂。

美國一九四〇年的共和黨總統候選人溫德爾・威爾基（Wendell Willkie），於一九四四年十二月在睡夢中死於醫院。新聞報導說：「當他的生命之燭行將熄滅時，他的夫人站在病榻旁，俯視著他那還有些孩子氣的臉。」根本死亡原因：一氧化碳中毒。

一九四三年三月十三日，紐約金融界巨頭、知名的銀行家摩根（J. P. Morgan）死於「心臟病」。根本死亡原因：一氧化碳中毒。

一九四五年二月，美國地方法院首席法官愛德華・艾歇爾（Edward C. Eicher），「於睡夢中死去，享年六十五歲」。根本死亡原因：一氧化碳中毒。

一九四四年十二月五日，被很多人視為有史以來最偉大的大聯盟捕手羅傑・伯瑞斯那罕（Roger Bresnahan），死於「心臟病」，享年六十四歲。根本死亡原因：一氧化碳中毒。

一九四五年二月二十七日，愛德溫・沃森（Edwin M. Watson）將軍死於腦溢血，享年六十一歲。他是已故總統小羅斯福的軍事副官，由小羅斯福親自任命。根本死亡原因：一氧化碳中毒。

一九四五年四月，小羅斯福（Franklin D. Roosevelt）總統突發腦溢血死亡；享年六十三歲。根本死亡原因：一氧化碳中毒。

現代文明，讓你生活在一把大毒傘之下

健康專欄作家范・德雷恩（Theodore R. Van Dellen）醫師說，德國施內伯格鎮（Schneeberg）六二%的鈷礦礦工死於肺癌，他補充說道：「附近約阿希姆斯塔爾（Joachmsthal）的瀝青工人，也經歷了類似的災難。」死因就是毒氣。

化學家們分析幾個大城市空氣的化學成分，發現各種不同的化學副產品對人類絕對有害，而且在空氣中的含量都非常高：每毫升空氣中就包含大約二十七種有毒的副產品。

一九四六年三月十四日，新聞報導稱落在一些大城市裡的酸性煤煙，酸到能馬上把尼龍絲襪「灼燒出一個個小破洞」。想一想，這種煤煙又會對鼻腔、鼻竇、氣管、支氣管及肺部細胞的纖弱內膜造成怎樣的傷害呢？而現在每個城市都在努力開辦更多工廠，這意味著，這

---

18. Fatty Degeneration 或 steatosis，細胞內脂肪的代謝出現異常，使得三酸甘油脂堆積在細胞質內，最常發生在心臟與肝臟；當脂肪變性發生在肝細胞時，就是脂肪肝。

些城市裡的人會吸入更多的酸性煤煙。

賓州州立大學地球物理實驗室的蘭茲伯格（H. Landsburg）教授稱，無論是人類生活的地方，或是工業駐足的地區，空氣裡總是充斥著有毒的煙霧及氣體。他說：

> 在空氣中比較危險的氣體化合物中，只要是燃燒產生的有毒氣體，總是有硝酸和硫酸的影子。硫酸煙霧比空氣重，就像一張大棺布籠罩在大城市上空，腐蝕性特別強，所遇之物都會受其侵害。我們的呼吸器官也會被這些酸霧腐蝕蠶食，以致嗓音變弱，有時甚至完全失聲。

一九三八年十一月十三日，有一條新聞報導以克利夫蘭為標題，寫道：

> 五萬噸的煤煙、焦油及其他髒污漂浮在這個一百萬人口的城市上空——平均每人四十五千克。其中一個最髒的區域，則製造出多達八七·一五噸的煤塵及不溶性固體，比如碳、焦油、粉煤灰及氧化亞鐵。

城市裡的空氣就是各種有毒煙氣、煤煙及酸的混合物，含有以下毒素：一氧化碳、二氧化碳、硫酸、鹽酸、硝酸、氰化氫、苯、甲烷及其他危險化學物。除了這些毒素，城市的空氣還充斥著汽車、卡車、公共汽車、各種燃氣發動機所排出來的廢氣。這些廢氣含有一氧化碳、二氧化碳、一氧化鉛、碳酸鉛，以及各種碳氫化合物。

大城市的上空都懸浮著一個巨大的、黑色的氣毯，彷彿要把在城市生活及工作的人們悶死似的。

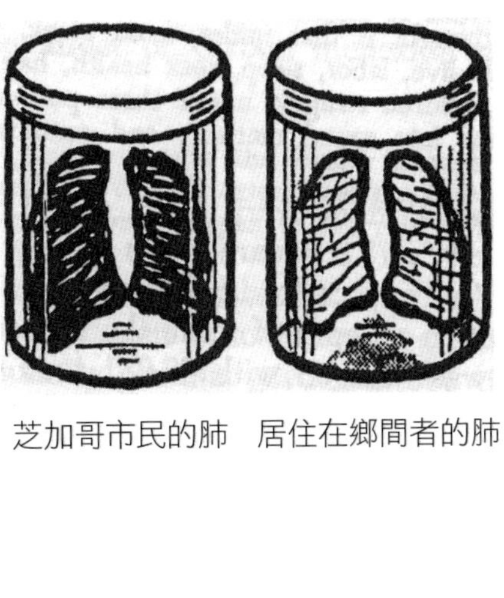

芝加哥市民的肺　居住在鄉間者的肺

專欄作家考特尼（W. B. Courtney）在《科里爾週刊》（*Collier's Weekly*）發表一篇名為〈我們的煙霾之城〉（Our Smoky Cities）的文章，文中說道：

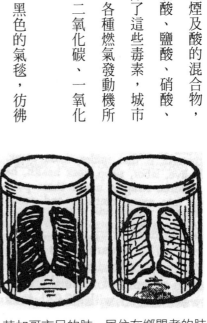

> 當你飛越美國上空，你會看到天際線上黑色的污跡長鏈，就像宇宙拇指劃出的污漬印跡。那些就是城市所在地。白天飛行的一些飛行員，不需要看地圖就能分辨出那些城市。他們是透過懸在城市上空的黑傘大小來判斷的，有時比較大的城市上空，張開的「煙傘」面積可大至五百二十平方公里。
>
> 在許多城市中，我觀察到芝加哥、聖路易及堪薩斯城，即便在晴朗的日子裡，也只能看

> 到煤煙形成的棺布而已。令人費解的是，在這麼黑的毒傘下，數以百萬計的人竟然能安然地生活、工作、休息，而且仍不停地追求健康、幸福及財富。百萬名兒童在這些毒傘下，掙扎著尋找長成健全的成人及樂觀市民的機會。

一九四六年四月，《辛辛那提郵報》（*The Cincinnati Post*）報導，三月份降落在該城一百九十平方公里土地上的煤煙及灰塵足足有兩千七百二十五噸重，可裝滿二百二十七節的火車貨廂。要是堆在十二公尺寬、四十五公尺長的土地上，可以堆高二十三公尺。一九四五年期間，辛辛那提落了三萬三千二百三十一噸的煤煙及灰塵；而這個城市的空氣污染與規模類似的其他城市相比，其實還不是最差的。

在毒傘下生活的人們，會遭受的災難在匹茲堡梅隆學院（Mellon Institute）的一份調查中寫得清清楚楚。該報告寫於一九三二年，經過兩年調查後完成。其中一段是這樣寫的：「持續吸入有毒氣體會造成任一種急症，這種慢性中毒會不知不覺地侵蝕身體組織，讓身體及大腦停擺，無法運作。」

調查顯示，長期居住在那些大城市的人，肺就像煤炭一樣黑。前紐約衛生委員湯瑪斯·達靈頓（Thomas Darlington）寫道：「我對紐約市民進行過多例屍體解剖，幾乎無一例外的，他們的肺都像夜一樣黑。」

煙塵防治協會（Smoke Prevention Association）的教育指導委員哈樂德．布萊克韋爾（Harold D. Blackwell）在某次演講說道：「只要在米沃奇（Milwaukee）生活五年，任何人的肺都會變得像煤炭一樣黑；但只要搬到空氣較好的鄉間，肺又會變回粉灰色，這才是自然的健康色。」

這樣一來，我們就明白了為何人上了年紀後會呼吸短促。因為污染空氣使肺壁變厚，身體需要的空氣很難通過肺壁進入血液，導致呼吸困難，必須要用力呼吸。

梅隆工業研究所（Mellon Institute of Industrial Research）的默勒（H. B. Meller）說：「一旦我們知道，每次吸入肺部的空氣多達四百九十二毫升，相當於每一次飲食量的七倍，我們就能理解，為何很多人會因為吸入肺部的污染物而虛弱無力並被毒害，而他們對不良的飲食卻沒有這麼大的反應。」

每個人都渴望健康，也不吝惜花錢買健康，但每次呼吸卻把死亡因子一次次灌進肺部及血液。可悲的是，只要你住在城市裡，就無法逃脫。

這些毒素透過肺部滲入血液中，身體

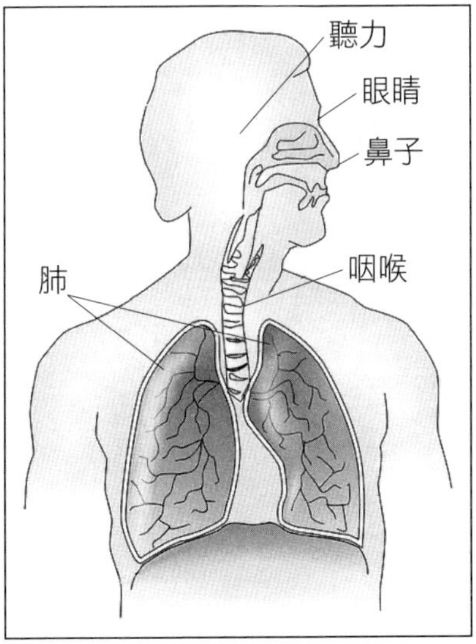

污染空氣的危害：引起感冒、肺部疾病及縮短壽命。

必須要花很大氣力才能把它們排出去，這樣才能保命。排出途徑之一就是透過皮膚，比如以天花這種大面積皮疹的方式排出。如果人們知道問題出在哪裡，就很好解決了：讓天花病人呼吸新鮮空氣，很快就會康復。

羅德里古爾教授在他的《生命之鑰》一書中寫道：

一九一二年發生在倫敦的一件事，最能證明空氣的威力。當時由於醫院起火，一百五十位天花病人被帶往戶外。他們在各種天氣下過了整整三天三夜，呼吸到了新鮮空氣，全體都恢復了健康。

一九一四年，蘇格蘭的格拉斯哥（Glasgow）有一組建築採用了通風設備，此後八年裡，住在其中的人只有四例斑疹傷寒。但就在安裝前的前一年，這裡卻有一〇七例斑疹傷寒。

一九三二年八月十九日的新聞，摘錄伯奈德皮膚與癌症醫院（Bernard Free Skin and Cancer Hospital）年度報告，文章稱：「都市居民，因為呼吸污染空氣，肺癌發病率要比鄉間居民高出三倍。」

芝加哥衛生部報告，芝加哥的空氣裡硫化物太多，以至於把晾衣繩上的衣服都腐蝕了，還侵蝕了建築石材及金屬排水槽。報告還說，煙霾區以外的鄉下，銅製排水槽好像永遠都不會壞掉似的，但在大都市，這種銅製排水槽大概每十年就會被污染空氣給腐蝕了。

想想我們的血肉之軀，能夠長期忍受那種「可以侵蝕建築石材和金屬排水槽」的空氣嗎？想想孩子們，他們不得不呼吸這種致命的空氣。

人很厲害，在充滿毒素及各種酸氣的空氣中，還能活上三、四十年。這些毒素及酸氣的破壞力很強，強到能侵蝕衣服、銅製排水槽、石碑及鋼製紀念碑。

空氣中各種腐蝕性強的酸氣，會破壞身體的細胞、組織、咽喉、鼻腔、肺、腦及所有器官和腺體。它們侵襲並削弱血液細胞，讓細胞無法發揮正常功能。這種狀況就是我們所說的貧血。

污染的空氣還會侵犯神經，引發的疼痛就是我們所說的神經炎。隨著神經功能被削弱，身體還可能癱瘓；若是侵犯肌肉，則會引起麻麻的痛感，這就是風濕或腰痛；侵犯關節，會引起關節炎；侵犯頭部的氣室，會引起鼻竇炎；侵犯咽喉，引起咽喉炎、扁桃腺炎、白喉等。通常聲音會嘶啞，甚至可能失聲。侵犯心臟的肌肉及神經，引起心臟病；侵犯肺，引起花粉熱、哮喘或肺結核；侵犯胰腺，引起糖尿病。

事實上，污染的空氣會侵犯身體的所有部位。

醫學上的各種疾病名稱其實沒有任何意義，只是表明了身體的某個部位退化非常嚴重，而這是被污染空氣破壞損傷所致。

只要兩滴尼古丁就能一命嗚呼

尼古丁是一種生物鹼和麻醉藥，有致命危險。僅僅兩滴尼古丁就會置人於死地，八滴會殺死一匹馬，五十毫克的量就會毒死一隻九公斤重的狗。

九十公克的菸草中，尼古丁的含量就高達一百五十毫克到四百毫克，每抽一根菸就會吸入三毫克的尼古丁，要是一下子就吸進去三毫克，會立刻斃命。抽菸的人之所以慢慢會短命，就是因為不停吸入小量的尼古丁。

以下是分析菸草的化學成分時，發現到的毒素：尼古丁、一氧化碳、菸胺鹼、二氧化碳、氨氣、甲烷、甲胺、硫化氫、糠醛、菸特鹼、吡咯、吡啶、甲基吡啶、二甲基吡啶、三甲基吡啶、甲醛、石炭酸、氰化氫及砷。

化學分析顯示，香菸中含有：糠醛、丙烯醛、二甘醇、甘醇、尼古丁、吡啶、氨氣、石炭酸、一氧化碳，以及許多焦油物。

一九四七年九月四日，新聞報導提到伊利諾大學副校長艾維（A. C. Ivey）博士所說的一段話：

每天一包香菸，十年之後，肺部就會吸入八．八升的致癌焦油物，這些足以引發癌症。吸入的焦油物進入肺部，首先破壞的就是脆弱的肺泡細胞及其內膜。不抽菸的人，也難逃其害。

香菸的煙霧是極細的碳粒子，會讓肺部內壁很快覆蓋上一層碳，這會阻礙血液中的毒氣排出，也會阻礙空氣中的活力氣體進入血液。

安傑．羅福（Angel H. Roffo）醫生對焦油專門進行了研究，他發現香菸裡的焦油比煤炭裡的焦油對人體的致癌性更大，也更致命。他發現，香菸的煙霧含有大量的一種多環芳烴「苯芘」，是劇毒的致癌物。他在報告中說：「儘管香菸中的焦油大量進入我們的身體，但關於焦油的危險性，全世界幾乎所有人都被菸草商蒙在鼓裡。」

藥物學系的學生把兩根香菸中的菸絲取出，加少許水煮上幾分鐘。然後把煮後的兩滴菸草水滴在一隻貓的舌頭上，不到兩分鐘，貓就開始抽搐起來。再往貓舌頭上滴一滴，牠馬上就斷氣了。

香菸的毒首先會侵襲大腦，造成頭腦混亂、眩暈、記憶力失常、心智全面退化。香菸之毒會使動脈收縮、血壓升高、心臟功能受阻。血管收縮後，就減少了對細胞的血液供應，這可能會導致某些肌肉的痙攣，有時情況嚴重到壞疽的地步。

有測試顯示，經常抽菸的人二十分鐘內抽三根菸的話，血壓會急速升高，需要一個小時才能再度恢復正常。

紐約醫學博士研究院生化系主任約翰．基利安（John A. Killian）發現，抽菸時，血液內的一氧化碳濃度明顯提高。

一九二七年九月二十三日，新聞報導查理．巴伯（Charles Barber）醫師在芝加哥美國醫學生理研究協會前的演說內容：孕婦如果抽菸，產下的孩子有六〇%兩歲前就會死去。他還說道：

> 比起我們的飲食，我們的呼吸跟內分泌腺體的活動、器官的運轉、身體的營養及神經系統發育的關係更為緊密。吸入香菸煙霧，就會導致心臟、肝臟及其他器官和腺體的退化。

美國航空醫學協會獲悉，點燃香菸產生的一氧化碳會損害空軍飛行員的視力。進行調查的醫生說，在兩千四百公尺的高空中，吸三根菸所吸入的煙霧就會導致飛行員失明。

近期調查顯示，一百五十位冠狀動脈血栓患者中，高達九四%是抽菸者。剩下的六%，死前不久才剛剛開始戒菸。

《健康文化》（*Health Culture*）出版人威爾斯（H. Wells）稱，他曾經想找出一例冠狀動脈血栓患者不是因吸菸導致的，但是一個也找不到。他寫道：「我認識的兩位女士近期都因此而死，她們的丈夫都是老菸槍。房間都是菸味，只要她們受到二手菸的影響，那麼她們也算是吸菸人口了。」

英王喬治六世的肺

英王喬治六世病得很重。倫敦名醫為他檢查，說他的病是「肺部病變」。喬治六世的肺部組織無緣無故地一直在改變，這讓他痛苦萬分，名醫們決定要把不聽話的肺拿掉。一九五一年九月二十三日，他們切除了一邊的肺葉，然後把它扔進了垃圾桶。除非剩下來的肺明白怎麼回事，從此乖乖聽話，否則還會是一樣的下場——那時就只有墳墓來接收國王的身體了。[19]

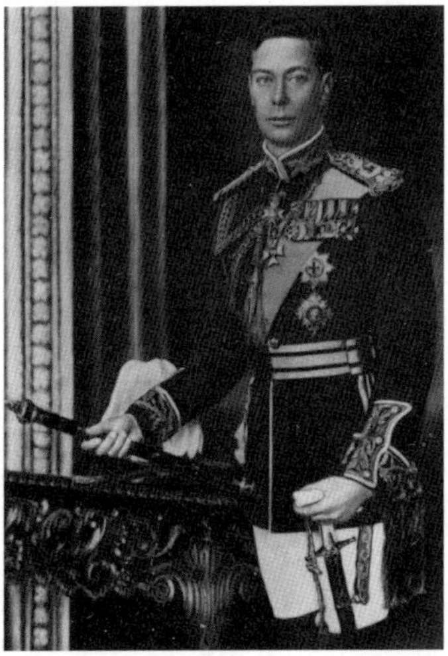

英王喬治六世患有嚴重的肺癌，病逝時才五十六歲。

19. 編按：這段話是作者在喬治六世手術後不久寫的，隔年的二月六日他就病逝了，證實作者說的沒錯。

有毒的空氣一視同仁，不管你是牧師或異教徒，國王或平民，都難逃它的傷害。多年來，我已經寫出了有毒空氣的種種危害，而在今天這個時代，這種毒氣充斥於每個城市、每個家庭，以及每一所醫院。

因為毒氣直接與身體的呼吸器官接觸，自然而然的結果就是破壞肺部結構，使肺部退化。肺部組織的退化，就是醫生口中所稱的「病變」。

他們沒有意識到的是，病變不是無緣無故發生的，而切除一部分的肺無法把病因去掉。假如醫生瞭解毒氣，以及毒氣對身體造成的危害，他們就會建議喬治六世去空氣新鮮的鄉間療養，遠離城市空氣中都會有的二手菸、工廠煤煙、汽車廢氣、一氧化碳以及有毒的酸氣。然後身體本身就有力量去修復肺部，只有這樣喬治六世才能獲得新生，但可惜晚矣。

要活命，就搬到空氣更好的地方

想從一種生活方式突然轉變到另一種生活方式，將會帶來危險。通常我們必須避免身體受到突如其來的衝擊，因為身體必須要有時間來調整及適應新狀況。但是擺脫糟糕的空氣，去享受優質空氣不在此列。這種轉變隨時都可進行，而且快速改變通常還會救人一命。

瞭解這些事實以後，你就會明白，假如一個食氣者突然走進文明社會的污染空氣中，只需喘幾口氣就會導致他不省人事。因為他的身體太乾淨了，沒有經過多年的耐受性調整，一時之間無法適應這種毒氣。隨後他會被匆匆送進滿是污染空氣的醫院，困在那個「氧氣罩」裡被「科學地」幹掉，然後差不多就得準備進墳墓了。

我們要是想完善自己，就要認清宇宙法則，否則就只能對身體的各種反應束手無策。假如你還是生活在充滿毒氣的文明裡，按著一般人的生活步調過日子，那麼想要過渡到食氣的完美狀態是很冒險的。要是不先改變你的生活環境，你就無法安全地從不完美進化到完美。你擁有的，跟你想要的，往往魚與熊掌不可兼得。在補償法則（Law of Compensation）下，你要的每一樣權利都是要付出代價的。

讓你退化到今天這個樣子的，是充滿毒氣、人為創造的所謂文明環境。假如你不滿意目前的身心靈狀態，想進一步自我提升，你需要記住的是：不改變生活環境，你就無法安全無慮地改變自己。

第17章　普通感冒不普通

自嬰兒出生後，有毒的空氣便開始侵蝕他的呼吸器官。這樣的跡象可以是第一次小小的感冒、第一次打噴嚏、第一次咳嗽、第一次從小鼻子裡流出鼻涕——這些都是有毒的空氣開始破壞工作時首先出現的跡象。

一九四五年，《自然之路》（*Nature's Path*）雜誌上有一段話：「普通感冒是大自然的一種預警，是為了保護我們的能量及生命力的。實際上，它是大自然最無私、最廣泛的賜福。」發表以上看法的這個醫生就跟其他很多醫生一樣，認為感冒時排出的黏液是身體裡的廢物，所以感冒是身體的一種淨化反應。

然而普通感冒，其實是身體智慧在第一時間對患者發出的預警，警告他正在透過鼻腔將污染的空氣吸進肺部。但要是這位醫生被告知這一點，他一定會嗤之以鼻的。他可從沒聽過這種說法。

呼吸器官的集體退化

你並未被告知，但重要統計顯示，兒童十歲前的死亡主因便是呼吸器官的疾病。家中及周遭環境中的有毒空氣危害波及迅速，而且致命。

有毒的空氣一經吸入體內，便開始侵蝕鼻腔、咽喉、扁桃腺、氣竇、氣管、支氣管及肺臟內膜。等孩子長到四、五歲，透過X光攝影，會照出肺部出現白點，就知道嚴重的損害已經造成了。因此，有些人稱這些白點是「埋有肺結核菌的小石棺」。

這些白點其實是已經被修復的破裂肺泡。但它們已經喪失原有功能，再也無法發揮肺泡的作用。它們的生命那麼快便告終結，功能已經隨風而逝。到那種程度時，肺容量已經降低，而同樣降低的，還有活力與生命力。當你還是小孩子時，身體就開始變弱，朝著死亡前進了。

在那些「小石棺」裡，埋著的都是寶貴肺泡的無用殘骸。那些寶貴的細胞曾經承擔著連接萬物宇宙之源的任務，它們把神聖的生命氣息吸入肺部並加以消化，然後再把珍貴的、滿滿的活力傳送到血液、神經及肺部。但是現在，那些細胞卻像是被廢掉功能的無用殘肢。

這個時代，許多父母都抽菸，於是孩子們時時都在吸入父母的二手菸，這對孩子造成的後果，畢勒（H. Bieler）醫師陳述如下：

當香菸的煙霧被孩子及其他人吸入體內，不適就產生了，但並不會那麼快就被覺察到，因為肺部缺少敏感的神經叢。一旦肺部變得紅腫，情況肯定已經非常糟糕了。不會痛，讓人容易忽視正在形成的危害。他不知道他的肺部淋巴管由於焦油刺激物正在變黑，使肺泡的真正呼吸能力迅速減半。

——《真相》（*In Fact*），一九四三年七月

污染空氣毀壞肺泡時，會引起胸部堵塞及疼痛，醫學上稱為支氣管炎（Chest Cold）。醫學對此自有對策，但好像沒有人知道這種疾病的真正肇因。

假如空氣惡臭，肺部細胞會發炎腫脹，導致胸悶。一些細胞炸裂，接著它們的呼吸功能就永遠喪失了。

肺炎，呼吸器官重度污染的結果

當肺部更大的細胞也炸裂，患者就會咳出血，咳出的血會滲進肺部的氣腔。

當你的肺容量由於肺泡毀損而減少時，活力也會隨之減退。你能感到能量正在流失，於是你的動作開始慢了下來，步履蹣跚。

除非發生車禍、中毒，或是接受今天毒害甚深的各種療法，你其實並不會死去。當你的肺部退化到一個程度，肺部再也無法吸入足夠的生命氣息，無法提供身體所需，這樣的你才會死去。

鼻塞的原因是污染的空氣，是污染的空氣刺激鼻黏膜，導致充血、腫脹、流鼻涕。這會導致鼻道退化，如果持續吸入污染的空氣，情況會更糟：鼻腔因為內膜充血及腫脹關閉，這時只能用嘴巴來呼吸了。

持續吸入髒臭的空氣會使情況更加嚴重，病情蔓延到咽喉，導致咽喉疼痛、聲音嘶啞。這就是兒童白喉的起因，但普遍認為白喉是細菌引起，而且為了預防白喉，兒童還被注射有毒的疫苗。

髒臭的氣體流進氣管，刺激氣管及更小的氣道分支（支氣管），然後進入肺。當肺部受到刺激而充血及腫脹時，患者的病情就非常危險了。患者這時會感覺呼吸困難、疼痛、氣悶，肇因就和鼻塞一樣。體溫開始升高（肺熱）——流感或肺炎便出現了。一位知名醫生寫道：「肺炎從未走遠，有著驚人的死亡率，這一向是醫學的恥辱。今天肺炎的死亡率，不見得比一千年前低多少。」一旦發展為肺炎，呼吸器官已經遭受到污染空氣的重創，再也無法正常運轉了。

受苦的身體迫切需要氧氣。肺泡及氣管由於刺激、充血及腫脹慢慢關閉，患者這時會呼吸困難，只能用嘴巴來快速呼吸，心跳也加快了。血液由肺衝向心臟及周身，以提供必要的氧氣來活命。接下來便是把患者緊急送進醫院，並戴上氧氣罩。醫院的空氣充滿了髒臭的煙霧、各種難聞的藥味、菸草味、汽車廢氣及其他叫不出名堂的氣體。於是，患者的病情會急轉直下，而這通常被解釋為「心臟病突發」猝死。

感冒時，黏液會不停由呼吸器官排出，這是身體對抗污染空氣引發的刺激的唯一保護性措施。黏液並不是累積的身體廢物，雖然很多人都這麼認為，其實它是血漿成分，是由呼吸器官的黏膜滲透進來，而黏液又由黏液腺體分泌。

當感冒感染至肺部時，你會咳出很多黏液，但無法咳出全部。留在肺部的黏液會讓肺部繼續退化。它們會殘留在肺部細小的細胞及氣管裡，很快便硬化，堵塞了細胞及氣管，這樣就失去了應有的呼吸功能。於是，維繫生命的氧氣再也無法流入。那時，你的肺容量及生命力水準都已降低。

孩提時，你可以整天跑鬧，一點都不覺得累，說明你的肺功能良好。到了三十歲時，有些人便開始走下坡了。四十歲時，稍微用點力，就會一直喘粗氣。五十歲當呼吸短促時，就可以痛苦地感覺到肺部快不行了。這一切，都是有毒空氣搞的鬼。

正常情況下，肺容量會逐年增加到三十五歲，增長率為每年八十二毫升。然後就應該一直保持不變，但實際並非如此，因為污染空氣會繼續舞弄著它的破壞力。

從三十五歲到六十五歲，呼吸能力一路下降，肺容量每年會減少二十五毫升。減少的速率取決於你從事的工作性質，還有所呼吸的空氣品質。比如說，在空曠田間工作的農夫，就減少得少一點，而在充滿菸草味的封閉型辦公室工作的人，減少的肺容量會更多。總之，到了六十歲，肺容量比起四十歲時至少會少上四百九十毫升。其實這種事是不應該發生的。

隨著肺容量減少，活力也會隨之減退。這種減退，代表的是污染空氣的破壞程度。要是感到氣促胸悶，就應當知道你的肺部正在退化，而肺部退化是污染空氣所導致的。但是，一般人卻誤以為這全是歲月不留人所致。

此處引用事實來打破這種疑問，比如一九三七年十月五日的新聞：

> 大蕭條時期，匹茲堡的死亡率卻是下降的。而當經濟開始好轉，工廠又開始排放更多的煙霧，肺炎死亡率便急劇攀升了。大蕭條時期，每十萬名患者當中，平均有九一・八人死亡，今天則是一六七・四人死亡。在一九二七年之前，死亡人數則是二百。

這裡我們就明白了導致感冒、流感、肺炎等等的元凶是什麼，但依然會有人說這都是細菌所致。

揭開感冒的真相

一九四〇年一月，新聞報導說在荷蘭阿姆斯特丹，有十個孩子患有嚴重的百日咳，但搭乘飛機在三千公尺的高空飛行九十分鐘後，百日咳竟不治而癒了。三千公尺高空的空氣是純淨的、富含臭氧的。

在此次神奇的療癒之後，成千上百名父母紛紛請求航空公司也讓他們患病的孩子搭飛機，以治好百日咳，但這些請求都遭到無視。

一九三八年十二月十日，新聞報導說卡爾森（H. Carlson）醫生堅稱，乘坐飛機為治感冒良方，他還補充道：

> 飛行員、空姐及其他與飛行緊密相關的人，都相信高空飛行能治好感冒。我們也在乘客中展開調查，發現其中的五十人患有各階段的感冒，輕者只流鼻涕。他們從芝加哥起飛，到達紐澤西紐華克機場時，所有人的感冒症狀都完全消除了。

又有報導稱，一九四三年在從紐約到洛杉磯的飛機上，飛機起飛前有二十六人患有重感冒，但到達洛杉磯後，所有患者的感冒都不治而癒。

百日咳是醫學的一大難題，醫典裡描述其「極易傳染」。那麼，為何感染百日咳的，大都是小孩子？因為肺功能越好，咳嗽症狀就越厲害。通常來說，年紀越小的兒童，肺功能的退化就越輕微，所以他們咳嗽（為了要排出污染空氣）會發自更底層，咳嗽聲音聽起來有一種奇怪的、如回聲般的「嗚噗」聲。

到了成年後，咳嗽症狀反倒變輕了。因為他們的肺，外緣已經退化，失去了原有的功能，這都拜污染空氣所賜。然後咳嗽聲音變弱變淺，因為肺功能越糟糕，咳嗽就越弱。成年人要是得了百日咳，反倒說明他們的肺功能很好。但在文明社會中，這種情形已經很少見了，因為有毒的空氣在你年紀尚輕時就開始它致命的破壞作用了。

第18章　宇宙空氣淨化器

只要你還呼吸著污濁的空氣，就不要指望能有一副好身體。你所處的環境，包括環境中的空氣，都必須要乾淨、純淨才可以。

空氣一定要不斷淨化。即使是在鄉下，空氣也會變得惡臭。在沙漠地區，比如新墨西哥、亞利桑那州及南加州，空氣中滿是沙塵顆粒，也不適合呼吸。

有以下七種淨化空氣的宇宙介質：⑴雨水、⑵風及颶風、⑶植被、⑷地表射線、⑸紫外線、⑹宇宙射線，以及⑺電子輻射。

雨水可以沖刷洗淨空氣。雨水多的地方，空氣會比較純淨。除非是在高處或近海，雨水少的地方，空氣品質通常不會太好。

在美國中西部地區，尤其是在西南部的沙漠地區，降雨少又多沙塵，髒污的空氣使上千人死亡。一九三五年，新聞報導指稱在某個小社區裡，十天之內就有七十人死於「塵埃性肺炎」。哮喘、肺結核，以及鼻腔、咽喉和肺部的各種疾病都呈上升趨勢。

風及颶風也是淨化力量。它們把污濁的空氣捲起、颳走，驅散其中的雜質。在風大的日子，高速公路及城市的污染空氣就會被洗淨。但這種淨化，只能維持到風停息之時。

關於這點，一九三七年十月六日的新聞引用了海桑（Haythorn）及施努勒（Schnurer）兩位醫師的話：「強風在冬日乘著煙霧的翅膀，把肺炎颳出城市。無風的日子，在煙霧之城，每十五天通常都會出現一個肺炎高峰期。」

這兩位醫師繪製了一張風圖，圖表顯示：在匹茲堡，十五天無風日過後，肺炎死亡率就會升高，而在大風之後，死亡率就會下降。這就證明了城市中的污濁空氣會導致疾病及死亡。

在石炭紀，生長著大量蕨類植物，有些竟然和樹一樣高，那時大氣中充滿了二氧化碳。長在森林裡的石松類，足足有二十三公尺高，樹幹直徑都有一公尺，而且枝繁葉茂。但今天的石松植株，卻變得非常矮小。

嚴格來講，植被並非空氣淨化器，而是空氣調節器。植物能夠自由吸收二氧化碳，吸收其中的碳並釋出氧氣，使空氣適合大型的陸地動物呼吸。

科學家聲稱，地球在有了上百萬年繁茂的植被之後，大氣中才有足夠的氧氣，適應更高等的陸地動物生存。

最純淨的空氣來自海洋，但海洋還要沒有遭受污染才行。最污濁的空氣是在都市裡，都市規模越大，空氣越污濁。

在鄉間及濱海的空曠地帶，除了雨、風及植被之外，還有其他四種介質持續生成臭氧來清理及淨化空氣。要是人類不燃燒各種物質，不搞各種發明來排放煙霧，就不會造成空氣污染，那麼這四種介質就能保持優質的空氣，它們還能幫助摧毀人類活動所產生的有害氣體及各種酸。但它們從來都不是有意為之，所以無法消除家庭中、醫院裡、工廠裡、商店裡及城市街道上的過度污染。

除非有足夠的力量把氧氣轉化為夠量的臭氧，否則這四種宇宙介質並不能衝破人類活動排放的層層毒氣及酸。

在鄉間，或者相對空曠的地帶，比如郊區的高級住宅區，雖然汽車及卡車不多，戶外空氣看似純淨，但遠不如活性的、富含臭氧的空氣。而只有活性的、富含臭氧的空氣，才是適合人類呼吸的生命氣息。

最佳居住及睡眠環境

搭建屋頂，你就擋住了自然生成臭氧的三種力量。再加上四面牆，你就會把流進房間的煙霧鎖住，無法再流出，另外還會鎖住裡面的人及其活動產生的各種煙霧。

即使是山中隱士居住的小木屋，要是不一直開著門窗的話，屋裡也會很快充滿污染空氣。因為毀壞健康及縮短壽命的污穢物質，會不停地由身體本身產生並排出。

最理想的情況，是白天時把你的床放在戶外曝曬，以驅散身體在夜間排出的污穢之氣。臥床每天都應該讓太陽的淨化射線照射幾個小時，在鋪床之前，床鋪也應當在純淨的空氣中晾曬幾個小時。當然，你使用的被褥要時時掛在晾衣繩上，在戶外空氣中及陽光下晾曬。

一般的床是不適合人類睡覺用的，因為製作床的材料會逐漸腐壞，一直在散發著髒臭、發黴的味道，而這些味道對身體有害。但人們都沒有注意到，因為他們已經習慣了。而且，文明社會的污染空氣也已經損毀了多數人的嗅覺。

失眠，也可歸根究柢地回推到臥室內不流通的空氣。其中一部分臭氣，就是床鋪本身散發出來的。失眠是身體智慧發出的一種信號，想要告訴你的是，最好到更優質的空氣環境中去睡。但是你卻選擇了安眠藥，強迫身體忍受這種環境，而這種環境會慢慢摧毀你的身體。

那些肺功能不怎麼好的人，白天在優質空氣中不會有任何不適，但在臥室的床上待久了，把房間內、床上及床鋪散發出的污濁之氣呼吸到肺裡時，他們就會有麻煩，開始咳嗽起來。有些人夜裡會咳得更厲害，幾乎無法呼吸——一切都是因為他們的床、床鋪及臥室散發出的污濁氣體，侵犯了他們的呼吸器官。

這種說法，也許很多人會不相信。但只要親自試驗一下，真相就會不辯自明。我可以肯定地告訴你，能夠在空氣新鮮的戶外住一陣子，你很快就能看到自己的健康獲得改善。

人是以空氣維生的動物，而且適合在戶外居住、睡眠。原始人類就住在戶外，睡在樹下的乾草堆或者乾掉的落葉上。他們的床，天天通風良好。

一八九八年至一九〇一年，我在菲律賓時曾效仿當地土著住在戶外，睡在樹下。這段期間我從來沒有咳嗽、沒有感冒，但當我一回到家中重新睡在室內時，卻感到渾身難受，要再重新適應室內睡眠。

在菲律賓的戶外生活，是非常寶貴的體驗。我經常要穿著被雨水或露水打濕的衣服入睡，以為會患上肺炎死去——因為我以前就是這麼被灌輸這種觀念的。但當我第二天早上醒來，卻渾身舒暢，由此才明白先前被灌輸的觀念有多麼荒謬。我也由此發現了打噴嚏、咳嗽、感冒、咽喉疼痛、支氣管炎、扁桃腺炎、花粉熱、流感、肺炎、哮喘、肺結核等等疾病的起因——所有呼吸器官病變的起因。

我對在呂宋島的野外生活，一直心存感恩，而且踐行多年。我無比推崇戶外純淨的空氣，現在我已經七十四歲了，依然健康、充滿活力，這都要歸功於當年的好空氣。

一九四三年三月二日的一則新聞報導，足以證明把某些疾病的起因歸咎於天氣是不對的：

> 英塞恩．諾蘭（Ensign P. G. Nolan），曾是一艘商船的炮手總指揮。在商船被魚雷擊中後，他在一個敞口的小船上漂流了三十九天。在這三十九天裡，他不僅每分鐘都是濕漉

漉的，還要忍受著刺骨的寒冷。但是當他到達南美的某個港口時，身體狀況卻很好。

野生動物同樣要遭受寒冬雨雪的侵襲，牠們睡在雪地裡，看起來似乎會凍壞，但沒有一個獵人曾經發現這些動物患過呼吸器官方面的毛病。

既然空氣品質這麼重要，那我們應該住在哪裡才能特別健康呢？在這個文明世界裡，這恐怕是最困難的一個問題了。

臭氧的淨化作用

數年來，一些科學家致力於揭開臭氧這種宇宙氣體的祕密。臭氧（分子式為O_3）是氧氣（O_2）的同素異形體，在常溫下，是一種有特殊臭味的淡藍色氣體。

目前關於臭氧方面的資訊並不多，有人認為在太陽各種射線射向地球時，臭氧會進行過濾。把氧分子通電後，就會形成一種多價的、不穩定的氧，這就是臭氧。臭氧有一股特殊的刺激性怪味，因此而得名，據說它的重量是氧氣的五分之一，儘管它更為活躍，但是從化學成分來看，它和普通氧氣是一樣的。在多價、不穩定的形式下，臭氧會快速分解為氧氣。

一般來說，臭氧會有以下幾種功用：(1)漂白、(2)淨化水、(3)極度活躍的氧化介質、(4)強力消毒及殺菌，以及(5)有效溶解各種異常的沉積，如關節炎、腎結石、膽結石等。

氧氣會與血紅素裡的鐵元素結合，鬆散地形成氧基血紅素（oxyhemoglobin）。目前已發現臭氧能提高這個結合過程的效率，也就是說，能夠幫助攜帶更多氧氣供身體所需。

細胞活動決定你所需要的氧氣量，但提供氧氣量卻無法決定細胞的活躍度。假如身體的某個運轉過程異常，就需要更多氧氣。倘若無法供應，就會有缺氧情形。身體急性發炎會需求更多氧氣，身體智慧會透過增加呼吸的頻率來補充這種需求。一旦供氧不足就會導致退化，繼而產生鈣化（硬化）。

臭氧在不穩定、多價的形式下，可以隨時分解並形成更穩定的氧分子。因此，假如身體的某個運作需要更多氧氣時，可以拿臭氧來救急。

這個做法有個現成的例子。倫敦中央地鐵曾經使用過一種最大的臭氧系統，據報告指出，在嚴重的流感高峰期，即便司機每天穿梭於地鐵中，卻沒有受到傳染。

臨床也顯示，在急慢性發炎症狀中，使用臭氧的療效都比較理想。我們已經知道，它可以消除關節炎中的某些鈣化症狀。在關節炎這樣的慢性病症中，假如往異常、缺氧的組織輸入氧氣，情況就會發生逆轉，異常沉積也會被去除。

目前有些醫院正在小範圍地使用臭氧，也用於為飲用水的系統消毒。

由於臭氧只有氧氣的五分之一重，所以會往上升，因此高處空氣中才會富含臭氧。古代的了悟者曉得這個大自然的祕密，所以都會選擇富含臭氧的深山居住，健康及長壽就可以唾手得到了。

山上空氣為什麼比平地好？

一九三八年十二月七日，新聞報導了布拉格大學的兩位科學家伯豪內克（F. Behounek）及克萊茨卡（J. Kletschka）所發表的一篇報告，揭開空氣中原子氣體的一些祕密。他們說：「山地比低地更容易產生離子化空氣，使得空氣中富含了負氧離子。」所謂「離子化」，指的是空氣中存在著帶電的粒子（離子）。我推想應該是這樣的：當空氣中的各種氣體分子，比如氮氣、氧氣、臭氧、二氧化碳處於完整狀態時並不帶電，而當紫外線、宇宙射線、鐳、X 射線及高速的電子打碎這些原子時，分崩離析的分子變成了帶電的「離子」。

英國物理學家詹姆斯．金斯曾經說過，吸入的空氣中，每毫升就有一個以上的原子被宇宙射線擊碎，它們都變成了帶電的粒子。「這就是活力之源」，這個議題的權威如是說道。

住在山上的人何其幸運，他們能夠呼吸到更優質的空氣，空氣中富含臭氧及電離子，使得他們的身體細胞能夠源源不絕地得到充電。一旦電量增多，人們對於食物的欲望及需求就會自然而然降低，健康就能得到改善。

深呼吸與食氣

《瑜伽普拉納》（*The Prana of Yoga*）一書提到，普拉納不僅是大氣中的宇宙射線，還包括來自宇宙的離子礦物質。當我們吸入空氣，就會吸入這些離子礦物質及氮，而氮會轉化為體內的蛋白質。

當我們離開低處，前往高處（比如一千五百公尺高）時，首先會發現呼吸加深了，而呼吸也會變得更困難。那些對呼吸功能不甚瞭解的人，就會草率建議我們趕快返回低處，以免引發心臟病猝死。

但恰恰相反，我們的身體就需要那麼多的空氣。在空氣濃度高的低處，只要淺呼吸就夠了。因此，在低處出生並長大的人，便成了淺呼吸者；他們的肺部永遠都無法得到完全的發展，百萬個肺部細胞都處在不活躍的休眠狀態中。這樣的人搬到高處居住，由於空氣稀薄，他們要更用力呼吸，呼吸會變得更沉穩深入，心搏則會快起來，全身功能的運轉都會加快。這只是一開始的反應，是身體功能暫時的紊亂，等身體自行調整後，就會適應高處更稀薄的空氣及更低的氣壓。

在高處時，我們需要吸入更多更稀薄的空氣，才能滿足身體所需。結果是，當身體適應了來自宇宙的更多離子礦物質，呼吸功能便會發生變化。這種改變帶來的身體反應之一便是，對物質食物的胃口變淡，甚至完全消失。

人在低處是淺呼吸者，到了高處，自然而然成了深呼吸者。肺部深處那些數百萬的休眠細胞紛紛甦醒，變得活躍起來，而它們本應如此。這是活力調整的又一個例子，但這次是向更好的方向調整。於是身體有了重生的機會，開始活化，這是搬往海拔高處之後，身體經歷的第二個反應。可惜的是，很少有人瞭解這種生理的祕密，雖然卡雷爾曾經簡單提過類似的身體變化，卻沒有說明緣由。

由於一般人對這種呼吸的生理祕密普遍無知，所以才會被經常告知在高處要小心，千萬不要勉強，一旦出現異常症狀要趕快回到低處。但這些症狀，確實是身體往上提升的信號。繼續待在高處，讓身體有時間去自行調整，就能適應更稀薄的空氣，直到呼吸不再困難為止。這時為了適應新環境，肺會逐漸擴張，健康就能得到改善。但前提是，你必須遵守其他所有的健康法則。

在這裡，我們又發現了大自然的一個祕密：搬往高處時，呼吸會加深，吸入更多來自宇宙的離子礦物質；而隨後就會降低對食物的欲望。當我們在更稀薄的空氣中進行更深的呼吸時，會吸入更多大氣中的電子礦物質，於是東西會吃得更少。那些不懂的人，通常都會覺得胃口減退不是好事，還要殷切叮囑他人多吃點滋補品來刺激食欲。

這樣做，只會往退化的方向走，讓身體越來越差，但卻少有人能懂。身心提升的機會如此稀有，所以不清楚伴隨症狀的人通常會認為這些症狀不好，並千方百計地要消除這些症狀。很多經歷過這些症狀的人，因為不瞭解而心生害怕，又逃回他們習慣的低處。

在退化法則下，身體發生變化時我們會感到不適。同樣的，在進化法則下，當身體發生變化時，我們同樣也會感到不適，不同的是，這是身體開始好轉的信號。

禁食的人，當身體排出堵塞垃圾時，也會經歷很多不適，但此後健康就會改善很多。要是不知道這個生理祕密，一般都會被那些自以為懂得更多的人勸導而重新進食。

這裡有一份從低處搬往高處居住的人所寫的心得報告，以下是他的描述：

我在高處待得越久，就越不想吃東西，曾經可口的食物現在卻讓我倒盡胃口。我的身體，從空氣中吸收到更多的宇宙食物，對大地生產的粗糙物質食物需求更少。然後我又回到了低處，那裡的空氣缺少宇宙食物，於是貪婪的食欲又回來了。因為我的身體想吃更多大地生產的二手物質食物，取代我先前在高處從空氣中獲得的宇宙礦物質。我在高處居住的後半段時間，食欲縮減到很小。那時的體驗使我確信，住在高處的食氣者所展現的，肯定就是我們人類最初始的狀態。

4

靈性提升與重生

人能進入的第四個層次或最高層次為靈性世界，

古代神祕教派傳心印時，會教導門徒如何在神的靈性世界裡遨遊。

這聽起來似乎很奇怪，

但是數千年來，埃及人、中國人、印度人、迦勒底人

及早期基督徒，都被教導過如何達到這個境界。

第19章　靈性力量與智慧

在人的頭腦裡，在大腦曼妙的迴旋裡，其實就是整個宇宙的形象。在母體內孕育著的，就是按照宇宙形象來發育的，像極了宇宙。人首先生成大腦，這就是宇宙的形象。我們可以經由研究人類胚胎的早期發育階段，來研究宇宙。宇宙射線開始造人時，首先造的是大腦，其次是神經。

——魯道夫・斯坦納（Rudolf Steiner）

一個二十六天大的胎兒，包含的幾乎全是大腦，所以那時的胎兒看起來就像是加長版的大腦。一個正常的新生兒，頭部比身體其他任何部位發育得更充分，但出生之後，反而落後於其他任何部位的發育。這個事實，表明了大腦相對的重要性。

大腦、脊髓及神經至今仍是人體最重要的部位。這些構造在已經餓死的人體內，依然正常運轉。它們是由空氣中的氧氣、氮氣，以及吸入的水蒸氣中的氧氣及氫氣所滋養的。

據推算，文明人類對於自身潛在智慧的開發，幾乎不及百分之十。因為我們的思考及腦力，多數都是用來讓自己能好好適應當下的社會模式。

身體的每個部位、每個器官及腺體，都在大腦的指揮及控制之下，大腦是透過神經系統來完成所有的指揮與控制的。

沒有五種感官、大腦及神經，人就無法認知這個物質世界及其中的一切，甚至意識不到自己的存在。尚未從沉睡中醒來的人，對於這個宇宙的認知，不比一棵樹高明多少。

人體上的五個靈性構造

古代科學如是教導，每個人都是一個微型宇宙（小宇宙）。因此，假如宇宙（大宇宙）中有靈性世界，那麼人體內也應當會有。倘若這是真的，我們的身體上肯定有相應的器官，透過這些器官，靈性世界得以在物質層面示現。

古代的了悟者教導我們，人身內就有一個靈性世界。《路加福音》第十七章二十一節：「人也不能說：『看哪，在這裡！或說：在那裡！』因為神的國度就在你們裡面。」而《傳道書》第十二章第六節：「銀鏈折斷，金碗破裂，瓶子在泉旁損壞，水輪在井口破爛。」隱喻靈性世界就位於頭骨的靈室裡，了悟者稱之為金碗。

這些靈室共有五個，了悟者稱之為小宇宙的五星，在古代文獻中以一些帶有數字五的事物做為象徵，比如《以賽亞書》的五個金痔瘡、《馬太福音》的五個麵包等等。印度六大哲學派別之一的僧法派（Sankhys），其教義稱：有意識的人，其五個肉身感官，就是那五個相應靈性中心的形象化。以下便是對這五個中心的解讀：

1. 額竇：竇就是孔穴、縫隙，額竇是指顱骨前面骨頭的一個穴位。
2. 蝶竇：顱骨蝴蝶骨的一個穴位。
3. 上頜竇：位於兩邊臉頰的深處，是最大的一個竇，形狀像金字塔。
4. 上腭竇：上顎骨環形中的一個穴位，通向蝶竇或後篩竇。
5. 篩竇：這個室有無數個小穴位，占據著篩骨這個迷宮。而在這些穴位中長著小小的、神祕的腺體，神祕學稱之為智能器官。

這些竇直接或間接地跟鼻腔相連，能直接接收生命的氣息。宇宙的生命氣息經由鼻子，直接流向它們，在其他呼吸器官還未有機會從這些靈性精華中選擇及吸收任何物質之前，它們就已經吸入了所有已知及未知的元素。認識到這些，意義重大。

這五大竇裡都有黏膜，而黏膜是由鼻腔向內延伸，能迅速傳播失調反應，影響著鼻腔。它們毫無防備地吸收空氣中大量的有毒氣體及各種酸性物質。

鼻腔是人體對污染空氣發生反應的第一個構造，這種反應就是「感冒」。污染空氣所導

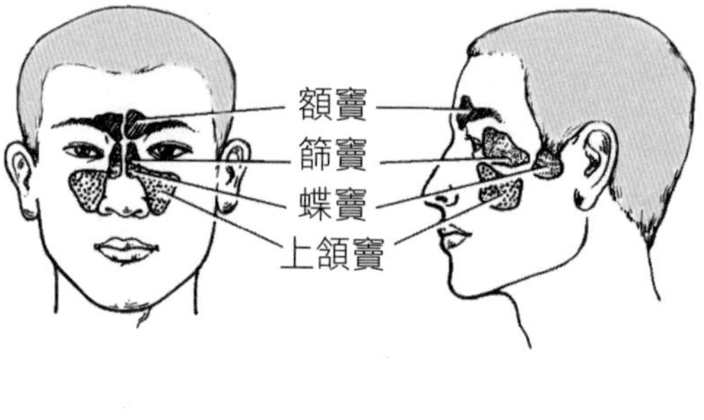

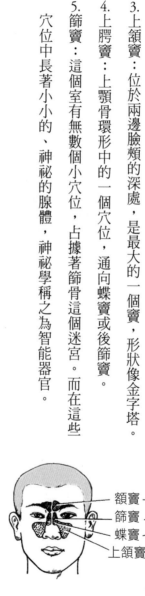

致的發炎，會從鼻腔黏膜延伸到各個竇的黏膜，由此造成身體的各種不適，比如前頭痛（前竇）、臉頰痛（上頜竇）、兩眼之間疼痛（篩竇），以及眼底痛（蝶竇）。

這些疼痛表示這些靈室正在遭受嚴重的損害，是由進入鼻腔的污染空氣所導致的。若是空氣污染輕微，就應該不會造成「普通感冒」的反應症狀。

於是，在嬰兒期的我們，因為接觸到污染的空氣，重要的靈性中心就已經開始遭受損害了——「感冒」就是嚴重損害的跡象。

上頜竇黏膜的黏液，在發炎時會充斥整個竇，因為這個竇孔位於最上面。很多黏液無法排出鼻腔，都留在了竇裡，並在竇裡漸漸變硬，毀壞了這個靈室的靈性功能——而它又是五個靈室中最大的一個。

這些竇從表面上看來，不過是顱骨中的五個氣室而已。有些凡人無視其真正的功能，認為它們的功能頂多是引起聲腔的共振。但聲腔器官在喉部，並不在鼻腔內或竇裡。

神祕學認為，這些靈室裡安放著人類智慧的神性。這些氣室及其中的小腺體構成了靈性感應中心，可以接收來自宇宙的更高智慧。但在目前人類退化的狀態下，只憑五個物質感官幾乎無法感知到絲毫的更高智慧。然而，一旦人類的身體處於或回復到完美階段時，就再也不是這種無能狀態了。

從乙太的宇宙之海中，源源不斷流入這些氣室的是一種奇特的氣體物質，一種非常微妙的精華，古代了悟者稱之為「神靈」（Mental Spirit）。但在現代文明人類的靈室內，這種氣體無法引起任何正常反應，因為它們已經由於邪惡的空氣污染而變得無能、休眠及退化了。

這些智慧構造，就位於鼻腔與前額的交匯處。它們可以被從鼻孔進入五大竇的「神靈」啟動。當這些腺體運作正常，且能發揮功能時，它們會與這五大竇好好配合協作。

打開你的靈性雷達

鳥兒喜歡在更高、更純淨的氣流中生活，牠們的靈性智慧器官還沒有被污染空氣所損毀。牠們的多數行為，人類都難以解釋。比如說，牠們在空中會自動呈特別的行列飛行，一起飛往同一個方向，還會突然一起轉變方向，就像有一個大智慧（Great Mind）在指揮一樣。這就是「宇宙心智」（Cosmic Mind）對動物引起的作用，因為這些動物的靈室還沒有被污染的空氣破壞。

人腦中有著最完美的無線雷達及視覺顯影裝置，配備著稱為竇的五個管道。我們無法想像它們的組合何其完美，但目前已是被毀壞的「遺骸」。這五個管道都有雙重用途，既有內置的無線接收天線，又是自動的能量整流器及控制器。

人類的大腦及神經就是這樣的構造，它們把人從沉默及黑暗的墓穴中解放出來，並讓人瞭解身體及物質環境的所有一切。在完美的無線雷達—顯影裝置被有毒空氣毀掉之前，此一裝置曾把人類從身體各種感覺及物質環境中解放出來，消除他對時空的幻象，顯出他的雙重身分，讓他明白，他的肉身是暫時的，靈魂才是永恆的。

然後宇宙的靈性之光照亮了人身意識中的無限之域，他的靈性意識由此變得活躍，使他在那段時期內無所不知。過去未來、時間空間全都消失界線，對他來說，只有永恆的現在。

在靈性智慧王國，第一個嶄新的心理感覺便是自身奇怪的雙重性。當這種變化來臨，人就會發現自己處在一個完全未知的世界裡。不同於物質世界，這個新世界無邊無涯，一無邊際。道理清晰可見：萬物同一，息息相關。

即使人想描述靈性智慧王國，也沒有相應可用的辭彙。描述物質世界的語言根本無法描述靈性世界於萬一。這就是為何那些有過神祕體驗的人，只能使用物質世界簡單卻含糊的辭彙來傳述所見所聞。但一經描述出來的，也是物質世界，而非靈性世界。因此，從靈性智慧王國意識的神祕狀態重新回到肉身的人，無法描述他的體驗。因為物質世界的語言根本無法描述，但他們又不知道有其他合適的語言可以使用。

第六感，人類喪失的神奇能力

人類透過細胞，可以直接接收來自宇宙源頭的智慧。但這些宇宙智慧卻被局限在人體內，因為人類接收及示現宇宙智慧的能力實在太有限了。這種能力把人分成三六九等；每一個等級的群體依據其自身狀況來示現各自的智慧。身體越完備的人，示現的智慧就越高等。

根據無數觀察家及歷史學家的撰述，以及印第安口耳相傳的傳統，當西班牙人到達並占領南美洲時，他們發現印加部落具有奇特的、超自然的能力，能夠遠距離傳達並接收精準的資訊。假如我們對照那些更原始質樸的記載，就會發現精確度堪比無線電報或心靈感應。

對於一個印第安人而言，他有能力（而且常常確實）能夠知曉有多少人馬正在向他靠近，就像他具有千里眼的神通一樣，甚至在對方尚未有任何行動之前，就能知曉一切。他可以預知朋友或敵人的活動位置或方位，當然他還有很多其他的神奇能力。

朱安．杜蘭德（Juan Durand）博士，潛心研究印第安歷史、傳統及生活許多年，曾經親眼目睹那些神奇的能力。

有天夜裡，他投宿在拉考（Raco）的一個印第安小屋。屋主把耳朵緊貼在地板上，告訴杜蘭德距離小屋三公里處正有一排士兵經過，還告訴他具體的人數。

住在潘奧（Panao）的另一位印第安人，人就坐在沙發上，不費吹灰之力地就說出距離遙遠的大道上有多少步行者及騎馬者，甚至還能說出隊伍的行進順序及方向。

一八九六年，在凱于巴河與莫森河（(Cayumba, Monson）之間的某個區域，杜蘭德的印第安運輸隊失去了蹤影。其他的印第安人，立即就給出了失蹤者行走的確切路線，他們橫越沙漠、山脈及河流尋找，走了整整八天，最後終於找到了這些失蹤者，所在地點正是他們先前指出的。

根據許多歷史學家及杜蘭德博士的記載，不少祕魯部族也能透過「解讀」狗狗的叫聲來判斷遠處發生的事，透過他們對狗語的理解，接收到許多資訊及細節。

其中有一個驚人的例子，可以證明人類以前擁有很多神奇能力（發展到現代文明後，明顯已失去了這些能力）。捷克有兩個年輕人發現，在新鮮空氣裡進行一些能量呼吸練習之後，他們似乎能夠把自己變成人體無線電波接收器。手裡只需拿一個揚聲器，就能夠接收到方圓幾百公里之內的任何電台節目，而且揚聲器裡確實能夠傳出清晰的音樂聲。記者和學者紛紛對他們進行調查檢驗，但都無法給出什麼解釋，最後給出的結論是：呼吸練習好像是產生這種神奇能力的主要原因。

只要我們越來越順應宇宙法則，讓已經休眠、失調的器官能夠甦醒，就能重新擁有更多已經消逝的神奇能力。

卡雷爾說，人並不僅僅只有這一個肉體，而是可以擴散至多維空間。在心靈感應的現象中，發射出自我的一部分，就能跟遠方的親友聚在一起；甚至一眨眼之間就能瞬間移行，穿過幾大洋幾大洲。

有人觀察發現，似乎有一種無形的線把催眠師及催眠對象連結在一起。當催眠師與催眠對象之間建立起溝通管道之後，前者能夠從遠處發出一些暗示，指揮後者做出某些動作。這時，他們之間便建立起一種心靈感應的關係。在這種情況下，兩個遠距離的人也能夠彼此心靈相通，就算肉體相距千里也一樣。

思想的傳送就像電磁波一樣，能從一處空間傳到另一處空間。但是我們不知道它的傳播速度如何。一般的生物學家、物理學家以及天文學家，從來沒有想過會存在著這種形而上學的現象，而這種心靈感應恰恰是做好觀察的第一要素。

我們知道，人的心智（Mind）並不完全處在肉體的四個維度之中。它既在這個物質宇宙，但同時也在別處。它既可以深入大腦細胞，也可以延伸至其他時空。這就像海藻一樣，雖然生長在岩石上，卻同時也讓它的觸鬚探入未知的海洋之中。我們可以假定心靈溝通像一場邂逅，超越宇宙的四維空間，在兩個頭腦的非物質部分之間展開。

在被污染的文明之地，偶爾仍會發現某個五、六歲的孩童展現出奇特的智慧，這些孩子會被視為神童。現代科學對於這種奇特現象，無法給出任何合理的解釋。

那些孩子頭腦中的靈性中心，尚未被空氣所污染，還沒有變得麻木和遲鈍，他們可以直接接收來自宇宙更高智慧的某些波段，正如古代了悟者所示現的神蹟一樣。

但過不了幾年，污染的空氣就會顯現出它的破壞力，過去被視為神童的孩子，現在的智慧也降到跟普通大眾一樣的水準了。如此看來，是環境把我們庸俗化、世俗化了；反過來，也正是我們塑造了我們居住其間的環境。

動物的超感應能力

自然學家告訴我們，昆蟲鳥獸大概有五百種其他感官。顯然，有毒的空氣並未損壞牠們的感官。

螞蟻、蜜蜂及毛毛蟲靠著太陽或月亮來導航，牠們的眼睛甚至能穿透過雲層，探測到太陽光線。

尼羅河魔鬼魚（*Gymnarchus niloticus*，一種熱帶淡水魚）發出的電脈衝波可達每秒幾百次，這種波會形成一種電場——退化的人類很難探測到這種電場。這種魚的遠距感知能力就是這樣來的。

捕食的猛禽借著牠們眼睛裡的裝置，能看到數公里外的獵物，俯衝捕食乾脆俐落，一旦牠們發現目標，眼睛就能夠精準定位。

蝙蝠會發出超聲波，並根據回聲定位導航。除蝙蝠之外，很少動物能聽到這種回聲。更令人吃驚的是，蝙蝠捕食的一些昆蟲，竟然也能探測到蝙蝠發出的超聲波，從而逃脫蝙蝠的捕食。

龍虱（水龜子）在池塘的水面上飛快滑行，卻從來不會與其他昆蟲相撞。牠們敏銳的腿，能夠感知其他正在滑行的昆蟲所激起的無形水波傳來的力量，那種感知會讓牠們判斷出往哪個方向滑行才不至於撞在一起。

蝗蟲頭部有很多敏感點，能夠探測到牠們飛行路線上的任何變化。

循著天空中神祕的「高速公路」，遷徙的鳥兒每年南來北往地飛行。從遙遠北方的築巢之地，飛到南方去越冬。北美的鳥兒從冰河時代就已經這麼做了，但是科學依然搞不清楚牠們是如何做到的：包括精準的遷徙時間、不變的飛行路線，以及年復一年地往返於北方及南方的相同地點。

很多鳥兒能夠飛行遙遠的距離，有時連片刻都不停下來歇息，牠們飛越大洋，又在來年春天以完全相反的路線飛回。沒人知道牠們是如何做到這麼精準的導航技巧的。

體型小巧的亞洲鳥兒，定期在西伯利亞與印度之間往返，飛越喜馬拉雅山六千公尺高的山峰。太平洋金斑鴴每年秋季會飛行兩千四百海里，飛越沒有任何島嶼為參照物的大洋，從阿拉斯加飛到夏威夷，並且能夠準確無誤地找到牠們的目的地。

鳥兒之中的遠距離飛行冠軍，當屬北極燕鷗。牠們築巢在緊挨著北極海最北的極地，這些鳥兒九月初飛越大洋，到達歐洲，然後沿著非洲的西海岸飛行，最終到達南冰洋外緣，即南極地區。來年春天，牠們又經由南美返回老家。全球旅行的燕鷗，每年飛行距離長達兩萬兩千海里。

在圖像定位（television）方面，德蘭德斯（Deslandres）教授說，鳥兒之所以能夠精準返回家鄉，是因為一種神祕的電感知在發揮作用。他寫道：

> 在沒有可見地標參照的情況下，鳥兒依然能夠飛越各地，返回原地。我曾見過一隻鴿子，在一千五百多公尺的高空，從一個氣球上被放飛。這隻鴿子是被放在密閉的盒子裡帶上氣球的，一被放飛後，牠快速地繞著氣球飛了兩圈，之後便毫不猶豫地飛向四百公里之外的鴿子籠了。

一九五二年五月九日，新聞報導提到了有隻貓走了七百多公里，返回了主人的家。該報導說，斯奈曼（A. S. Snyman）帶著他兩歲的貓，從南非的布隆方丹（Bloemfontein）到奧蘭治自由邦[20]的布蘭德福特（Brandfort），然後把牠留在那裡，自己則開車回家。二十六天後，這隻貓奇蹟般地重新出現在斯奈曼的農場上。牠又瘦又累，幾乎已經筋疲力盡。要知道兩地相距有七百多公里。

一九〇二年，在馬提尼克島（Martinique）發生可怕的火山爆發前的數週，首府聖皮埃爾（St Pierre）的居民正處於極度恐慌之中，因為所有跡象都顯示佩爾（Pelle）火山即將噴發。但科學家及地質學家們在做了嚴密的調查後，要人們放心，聲稱不會有火山噴發的危險，於是人們平靜下來了，但動物們沒有。

首先，兩棲動物陸續遷離了，其次是哺乳動物，最後是所有的鳥兒。一天後，可怕的火山就噴發了，所有的居民都因吸入超量的二氧化碳窒息而死。

動物具有的自然感應力警示牠們即將有危險臨近，而退化的智人（*Homo Sapiens*）是最後才感知到危險的，儘管他們有所謂的先進科學及科學儀器。

在其他許多災難面前，人類的悲劇一再發生，而且仍將繼續發生。野生動物離開危險區域而存活，但人類因為沒有預警能力，只能留在原地等死。

靈性世界正在向你招手

有些人因為陷入昏迷，或者由於藥物、麻醉作用或受傷而喪失意識。但他們的身體仍會以常態運轉，好讓生命維持下去。除了意識之外，什麼都沒有缺少，沒有改變。只是意識層面不再活躍，也不再運轉，結果就是，睜大的雙眼什麼都看不到，張開的雙耳什麼也聽不到，嗅覺、味覺等身體的正常功能都缺失了。

由於五個感官不再活躍，無法接收到任何振動力，也就無法傳達物質世界的智慧及資訊。所以對於物質的存在來說，只要意識無法與物質世界相連，就可以說是個「活死人」了。

話說回來，當肉身活著並正常運作時，靈性卻處於瀕死狀態，因為他更強的身體器官，亦即那些連接靈性世界的器官，都處於休眠狀態。

只要跟物質世界有關，處於無意識狀態的人是毫不知曉的。反倒是他如果死了，他將要知道的事可能還會更多。雖然他的肉體仍在運轉，但看起來一點反應都沒有，他的肉身還活著，但神智層面卻空白一片。在這種狀態下，他可能會在靈性世界與塵世之間往返，即使他本人並不知情。實際上，他可能一直都活在靈性世界中而毫不知曉。

為了蒙蔽人類的心智，專制的君主們自以為是的策畫陰謀，指使抄寫員如此寫道：「人若不是從水和聖靈生的，就不能進神的國。」（《約翰福音》第三章第五節）。但是他們卻忘了把《路加福音》的另一個論斷刪掉，而那個論斷恰恰證明以上的論斷是錯誤的。那就是：「神的國就在你們裡面。」。

20. Orange Free State，十九世紀下半期位於非洲南部的一個獨立國家，後來成了南非的省分。

今天靈性的黑暗期，是西元三二五年第一次尼西亞大公會議（Council of Nicaea）一個陰謀之下的產物。黑暗便是從那時開始的。強自推行的草案，摧毀了古代智慧，創立新神學，把祭司推上最高位，並奴役廣大的百姓。

古代智慧教導我們真相，人的肉體是短暫的，而靈魂是永恆的。由此可知人是具有雙重身分的，人本來就是永生的。大自然，一個完全靈性的存在。人，身為她最高等的造化，也是如此。不過人類靈性的光在裡面，不在外面。

教人們一會兒往這兒找神的國度，一會兒又往那兒找神的國度，這種詭計把人們引入歧途，事實上，人應當往自己的內心去看（《路加福音》）。

了悟者的內在視界是完全打開的，他們能把自然看透，就像透過潔淨的玻璃觀看一樣。他們透過靈魂之眼看到的，比用肉眼看到的還要多。對他們來說，自然的一切就在眼前，展示出她的最深處，在最深處，他們看到了同一本質（One Essence）、同一靈魂（One Spirit），而萬物內外的一切，不過是它不同階段的示現而已。

了悟者們清楚，他們必須過一種完全自然的生活，要與宇宙的靈性及物質法則完全協調一致。因此他們既不會受制於死亡，也不會被疾病折磨。他們生為自然的一部分，連呼吸都與天空、空氣、鳥獸、草木那麼和諧一致；他們的靈魂與那個無限的偉大靈魂（Great Soul of Infinity Itself）和諧一致。

巴拉提在《克里希納》一書中稱，黃金時代持續了將近三百萬年，「是人類靈性最高的時代」。那時的人肉體是不死的，能活十萬年之久。他們就是死去，也是出於自己的選擇：只要沉入深深的睡眠，離開肉體，重返靈性故鄉即可。

他說：「黃金時代的男女不需要性生活。」那時的法則是單性生殖，從來沒聽說過要透過性行為來繁育下一代的。這在《重生的科學》一書中有詳細論述。

「黃金時代及白銀時代的大部分時期」，巴拉提說，「所有男女都是基督徒所稱的童貞女所生。」。

西元五世紀羅馬傳教士把《馬太福音》及《路加福音》中有關童貞女生子的故事傳到印度時，並沒有撼動印度的了悟者們。羅馬人絲毫不知，他們接受的童貞女生子的故事，正是來自他們所入侵的這方國土。

這個福音故事是奠基於阿波羅尼奧斯（Apollonius of Tyana）[21]從印度帶回小亞細亞的一份報告，他曾在西元三六年至三八年造訪過印度，之後又在西元四五年至五〇年再次訪問印度。他在印度看到童貞女生子的記載，後來把這個印度信仰帶回去，在一個叫拿細耳（Nazarita）的村子建立了新教派。

21. 希臘哲學家，據傳逝於西元九六年，被譽為奇蹟創造者。

根據古代歷史，印度神克里希納據說就是於西元前三千三百多年由童貞女提婆吉（Devaki）所生。關於這事，文獻學者威廉．瓊斯（William Jones）寫道：

> 在編纂於兩千多年前的梵文詞典裡，我們可以查到這位生自童貞女的道成肉身神的所有故事。在孩童時，他竟然奇蹟般地從專制暴君的魔爪下逃了出來。
>
> ——《亞洲研究》（*Asiatic Researches*），卷一

關於童貞女生子，巴拉提說道：「基督徒大肆宣揚的無原罪始胎（immaculate conception，即童貞女生子），只是徒令受過聖典熏陶的印度人報以一絲憐惜的微笑——這憐惜的微笑，是笑他們對於人類過去歷史真相的無知。他們好像真的知之甚少，而且不想去做更多的瞭解。」

文明人類不僅喪失了幾乎所有與靈性世界溝通的靈性力量，而且正在迅速失去與物質世界本身溝通的身體力量。

卡雷爾稱，在紐約州，每二十二個人中就有一個人在某個時刻被送進精神病院。在全美國，醫院接收的神經衰弱者或精神病人要比肺病患者多八倍。他繼續說道：

在整個美國，除了精神病患，有五十萬例神經衰弱者。另外，全國精神衛生協會贊助的調查顯示，至少有四十萬兒童的智力過於低下，以至於跟不上公立學校的課程。事實上，精神錯亂的人要遠遠多於這個數目。據估算，有幾十萬人（任何統計中都沒有提及過）患有精神性神經症（psychoneuroses）。這些數字顯示，文明人類的意識何其脆弱。

——《人，未解之謎》

一九四七年十一月二十八日，新聞報導提到精神科醫生估算，美國每十六個人當中，就有一個人神經衰弱。該報告稱，弗拉基米爾．伊利亞斯伯格（Valdimir Eliasberg）醫師聲稱，在不同機構中有八十萬精神錯亂的人，還有八百萬人遊蕩在城市裡，因為他們的家人及朋友認為他們只是無害的怪人，於是放任他們到處遊蕩。還有數百萬人處在精神錯亂的初期階段。

要是某人的各種感官失靈，那麼他在這個物質世界就跟死了無異，雖然肉身還活著。同樣的，要是他的靈性感官失靈，儘管他還活著，他在靈性世界，也是死人一個。

文明人類已經丟失了所有與靈性世界的連接，而且正在迅速丟失與物質世界的連接。

物質食糧很受重視，但無人關注靈性食糧。物質食糧就是我們的飲食，而靈性食糧就是我們的呼吸。

第20章　生命的真相與奧祕

我如今把一件奧祕的事告訴你們。我們不是都要睡覺，乃是都要改變，就在一霎時，眨眼之間，號筒末次吹響的時候。因號筒要響，死人要復活成為不朽壞的，我們也要改變。因這必朽壞的，必要穿上不朽壞；這必死的，必要穿上不死。

——《哥林多前書》第十五章五一、五二節

人類為五種感官所控制，所見所聞十分有限，但要獲得新知，卻還得靠這些不怎麼靈光的感官。更可悲的是，相較於以往，這些感官的能力與敏銳度更是日益低下，原因就是現代人類的身心嚴重退化，而創造出的科學儀器永遠也無法窺探絕對實相。

唯物論的現代科學

現代科學其實尚在襁褓之中，它是從黑暗時代的陰影中嶄露頭角的。那時的人們，非常渴望獲取神學以外的知識。有人說科學已經發展了六個世紀，但其實說三個世紀還差不多。

現代科學是在極端不利的環境下誕生的，它的到來遭到神學的強烈反對，因為科學的新發現令神學家畏懼。現代科學的先驅們，勇敢披露駁斥神學教義的發現後，很快就遭到清算。要嘛被嚴刑拷打，要嘛被暗殺，要嘛被燒死。

有思想的人難以相信神學的各種教義，比如創世記論、超自然論、救世主、替代式的贖罪、人身的復活、煉獄、未來審判等等。這些教義明顯有悖於常識、理智、邏輯以及宇宙的已知法則。這些人勇敢指出這些教義明顯是錯誤的。

神學把傳播福音的耶穌美化為超自然形象，但這有違常理和理智，而且還把其他意見相左的人都斥為異端邪說，把宣稱「沒有超自然」的思想家視為敵人。這樣的爭鬥沒完沒了。

正是「超自然」一詞的使用，以及荒謬的教義，把人類理性的頭腦推向另外一個極端。這驅使著科學無神論者把靈魂最崇高的教義斥為迷信，而懷疑論其實是神學教義所催生的。

所以現代科學就被推到了一個最高的位置，變成反對神學教義的一場運動。它很明顯地變成了無神論，排斥宇宙智慧及法則，其主要前提於是變成了：

1. 生命就是一連串的身體功能。
2. 一切都是有形物質及機械能量。
3. 世界是由不可見不可知的各種力量所構成。

為了反對神學，物理學假設一切都有一個物質基礎，如此物理學就翻轉、曲解了靈魂現象的每個事實，以及物質特性的每個事實。它把人類降級到僅為物質實體的存在，而且還試圖為「不可見不可知的各種力量」找到物理方面的起因。

如果物理學僅僅是為了物理現象找到物理起因，那麼它還是極好的。但要是它試圖為靈魂現象找到物理方面的起因，那它就會輸得很慘。

因為這種假設的必然邏輯便是：把智慧和消化器官扯到了一起，把生命描繪成一連串化學變化的體現，把愛定義為身體欲望的綻放。這樣的假設肯定是有悖於通常的直覺、經驗及知識的。

這些假想的信條，只是基於自然界的一半事實，竟然也迷惑了像生物學家赫胥黎那麼偉大的頭腦。赫胥黎不僅無條件接受達爾文提出的進化論，更是立場堅定的捍衛者（赫胥黎有「達爾文的鬥牛犬」之稱）。

因此，赫胥黎批判自然界的一切，公開指責大自然有如一頭怪獸，沒有任何一個法則包含了公正、愛或利他主義。他強迫理智接受他本能否認的一切，比如：之前的我們，現在的我們，或者將來的我們，都只不過是身體進食、孕育及競爭的自動結果。難怪這位偉大的科學家會宣稱生命是不解之謎，智慧只是幻覺，愛主要是欲望，而道德缺乏約束力。

在這些如此不合常理的假說基礎上，物理學竟然試圖要把人類解釋清楚。這些理論，其實和神學教義一樣，都在無視智慧、凌辱意識，並有違宇宙實相。

今天最聰明的人站出來說，這樣的理論、假說及教義既不能解釋自然界的靈性實相，也不能解釋所有的物理事實。因此，到處都有誠實、公正、愛追根究柢的人在追求對更高現象更為圓滿的解釋。這樣的探索者，既不會被充滿教條的神學牽絆，也不會被科學的無神論所束縛，他們只管前行。

宇宙大循環：人從未出生，也從未死去

我們身體裡的有些粒子，曾經也出現在我們數個世紀前最顯赫的祖先身體裡，甚至在一些恆星及行星上都有跡可循。

所有力量及物質都有自身的循環軌跡，這種軌跡讓它們各行其道，也各有形狀。要是施加足夠的力量，物體就可能偏離軌道，甚至分解。

在極性法則下，轉變（創造）過程以大振盪迴路（Great Oscillating Circuit）運轉著，從正極的上帝到負極的人，然後又從人到上帝，如此完成一個迴路。這個流動是持續的，在兩邊來回流動，就如《創世記》中雅各夢見梯子所象徵的，從上帝到人，然後又從人到上帝（《創世記第二十八章十二節》：「他夢見一個梯子從地上通到天上，梯子上有上帝的使者

上下往來。」）

從生到死的轉變也有對應，那就是從死到生的轉變。當生命以身體層面示現時，這種轉變被稱為生；而當它步入靈性世界時，這種轉變被稱為死。懂得的人並不害怕這種轉變（見《哥林多前書》第十五章第五十一節）。假如真理能夠公之於眾，現代神學也就走到盡頭了。

我們是用神智看到並理解靈性的事，而非用物質之眼。死人的眼可以看見嗎？是靈性（神智）之眼在看，而非物質之眼。眼睛不過是靈性的人要觀看時所借助的工具而已。

轉變時時有，但沒有死亡一說。死亡論是基於表相、幻象，這種論調被提出，只是為了賦予獨裁者的權力來方便控制大眾。從不可見到可見的轉變為生，從可見到不可見的轉變為死，但實際上，人從未出生，也從未死去。

當糟糕的氣候、環境及習性讓人活力減退，振動力降低，直到身體無法在生命層面高效運轉，那時身體的極性減弱，宇宙輻射被干擾，身體慢慢從大生命循環中陷落。

然後衰老出現了，緊跟著的便是肉體的朽壞，在物質分解的法則下，身體回歸到宇宙的大倉儲（Cosmic Reservoir），如《傳道書》第十二章第七節：「沒有神所賜的靈魂，我們的身體就會變為塵土。」

在生機勃勃的狀態下，身體是遵循著生命法則運行的。身體由宇宙元素構成，這些元素一直都在變化著，它們進入身體，在身體裡流動及停駐，但它們依然屬於宇宙，仍是宇宙的一部分。

超越物質界的四個宇宙身體

我們上升到神性的過程中，緊鄰著肉身有一個更高、密度更小的身體——乙太體（Etheric Body），依據密度大小又可分為四層，每層都各有一個不同的功用，而且所有的身體都投射在人類的物質身體（肉體）之中。

從上往下劃分各層，依次是：化學乙太（Chemical Ether）、生命乙太（Life Ether）、光乙太（Light Ether），以及映射乙太（Reflection Ether）。

首先是第四層的化學乙太。力量透過它來運作，以賦予大密度的物質身體活力及運作的動力。

第三層是生命乙太，它掌控著物質身體的存亡，發揮繁殖或傳輸的作用。

再往上第二層是光乙太，人類與動物體內的血液，以及蔬菜中的液體和顏色，都是由它所操控。

最上面一層是映射乙太，它是一個媒介，經由它思想才能在腦中成形。它會從更高意識界的相對應亞層反映思維，記錄思想影像。沒有映射乙太，我們的思維及記憶將會消失。

這四個乙太層，經常在聖經的寓言中被提及，構成了乙太或無限體，生命力及物質就是從這裡流入人類的大密度物質身體。

古代科學家把這四層身體稱為護衛天使，化身為基路伯（Cherubim）[22]，他們是但以理（Daniel）的四怪獸，在《以西結書》中被稱為人、牛、獅、鷹。神祕學則將他們歸類為化學界、乙太界、星光界及靈界。

我們的心神其實遠遠超越了這個物質界，當我們對真正的生命知道得越多，就不再把自己等同於肉身以及物質環境，而是把思想放諸永恆，超越短暫。

假如我們排斥真實的世界，把自己困在虛幻的世界裡，視野及見識都局限在肉身層次，就如現代科學所做的，從物質體驗的角度去評判一切，那麼我們對生命的更高境界永遠也無法有一個清晰的認識。

當真理之光穿透重重霧靄，把人從唯物主義及無知之中喚醒時，人才算真正的復活。

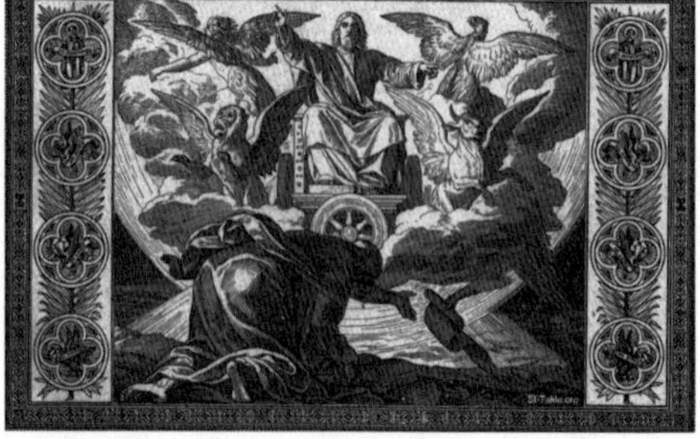

但以理（Daniel）的四怪獸，在《以西結書》中被稱為人、牛、獅、鷹。

萬有引力不是一體適用的真理

觀點及臆測並非科學，至多只能算是假想。但是知之甚少的人類卻接納了這些理論、觀點、猜想，遵循著偉大科學家的說法並奉為圭臬，儘管其中有些觀點已被最先提出的科學家放棄了。

所謂的萬有引力法則，便是這樣一個典型的例子。

倒進水中的油會浮在水面上；倒進酒裡的油會沉下去。把水和酒以適當比例混合，油就會漂浮在液體的中間位置，形成一個完美的分層，假如油的量足夠的話。

這麼一個簡單的試驗，表明了牛頓的萬有引力理論至少在此並不適用，而此處是浮力法則占主導，要是我們研究膠體化學及乳膠的話，也能觀察到這點。抽菸產生的煙霧便是膠狀懸浮物，只在有浮力的情況下才有這種可能。

現代科學把所謂的萬有引力法則奉為圭臬，但是把這個法則運用到實際的研究上，卻遇到了很多困難及疑惑。

萬有引力法則，是牛頓在一六八七年出版的書中提到的。以下才是該法則真正的含意：

22. 智天使，伊甸園的守護者，台灣基督教聖經中譯為「基路伯」。

在太空中任何兩個物體之間，都可以觀察到這種現象，可以這麼描述：「假定兩個物體之間存在著一種互相吸引的力，這種力與它們質量的乘積成正比，而與它們距離的平方成反比。」

而以下則是現代科學所認為的該法則的含意：「兩個物體之間有一種互相吸引的力，這種力與它們質量的乘積成正比，與它們距離的平方成反比。」

在第二個含意中，有一個事實被輕易排除了，那就是：吸引力不過是一個「假定」的力，只是為了描述現象而已。

俄國學者赫沃利索恩（Chwolson）在他的物理學專著中寫道：「天體力學的巨大發展，完全基於萬有引力法則，而且把這個法則當作事實來看待。這讓科學家們忘記了這個法則只是一種描述性的特徵，而把最後的含意當成一種真實存在的物理現象。」

科學就是這麼隨波逐流的。當初牛頓從來就沒有把這個假定當成事實來講，他只是假定物體之間確實互相吸引，也沒有列出物體互相吸引的原因，更沒有提到是透過何種媒介互相吸引。

有學生問道：「太陽如何透過虛空影響地球的轉動？」「正常而言，透過虛空來影響轉動，有可能嗎？」

所謂的萬有引力法則並沒有給這些問題一個解答，牛頓自己非常清楚這一點。他和同時代的一些科學家，比如惠更斯（Christiaan Huygens）及萊布尼茨（Gottfried W. Leibniz），都警告大家不要妄想從牛頓的理論中找出透過虛空影響轉動這個問題的解答，而只把這個理論當成一個運算公式就可以了。

在十九世紀前半葉，遠距離影響轉動的概念在科學當中占了至高的地位。法拉第（Michael Faraday）第一個指出，一個物體要是不經過任何媒介，是不可能生出力而讓不固定在一處的物體轉動。他把萬有引力這個問題放在一邊，轉而集中鑽研電磁現象，並指出，這些現象當中扮演極其重要角色的就是這種介質，它充滿了虛空，正是這個看不見的介質影響著物體之間彼此的運動。

我們不厭其詳地探討了這個話題，就是為了告訴讀者，即使所謂的萬有引力法則，一個被現代科學積極肯定的理論，也不過是一種臆想而已。它只是一種假定的力，當初牛頓會提出來只是為了方便解釋他看到的現象。

閱讀大自然這本書

古代的了悟者都是首屈一指的科學家，對於宇宙大自然的看法，與我們的認定非常不同

（這都怪我們的教育方式）。

我們總是被教導灌輸著，大自然做這個、大自然做那個，把「自然」這個辭彙的最基本意思完全忽略掉了。事實上，大自然什麼都沒有做。它也是被造者，不是創造者。大自然是一個可見的世界，由宇宙物質及宇宙力量所構成，也在宇宙智慧（法則）的指引下運行。

自然（Nature）這個詞是從拉丁語 Nasci 演化而來的，原意是出生（to be born）。大自然和人一樣，也是被生出來的。大自然是一種既存的秩序及產物，這些構成了物質世界，而人也是大自然的一部分。

古代的了悟者把自然的誕生歸功於偉大的原動力（神，創造者），它的存在被那些物理學家所承認，但緊接著他們又否認生命法則及智慧法則的存在。

英國哲學家斯賓塞（Herbert Spencer, 1820-1903）寫道：「在我們尋找原因的過程中，我們發現除了造物主，我們實在找不出一個妥貼的解釋；而且我們別無選擇，只能承認祂是無限的、是絕對的。這些是我們不得不接受的推論，因為在各種爭辯下，我們已無處可躲。」

大自然構成一個有形的世界。我們要想得悉宇宙的祕密，大自然就是我們可以拿來閱讀的那本書，那也是上帝寫過的唯一一本書。它是祂所說的話，包含宇宙間最基本的真理。

人是大自然的一部分，和大自然所有的其他部分一樣，也是被創造出來的，連構成的元素也一樣。宇宙法則的所有面向都適用於大自然，也同樣適用所有人類。

大自然展示了創造的過程，也展示了創造的成果。成果就在我們眼前，不言自明。但過程就沒那麼明顯了，它們只能用心智之眼清晰得見，藉著所做之工，所造之物就可以曉得，如《羅馬書》第一章二十節所言：「從創世以來，神那不可見的本性，就是祂永恆的大能和神性，都藉著所造之物，被人明白、被人看見，以致使人無法推諉。」

那麼宇宙又是如何運作的？比如它如何種出一棵植物，如何讓它們開花結果，又是如何造出（健康或不健康的）人類……這些都是古代的了悟者致力想瞭解的事，他們要學習如何在一定條件下得出必然的結果。

傾聽古老的真理之聲

真正的科學必須能夠真實描繪出過程及結果，而不是各種猜測或臆想。大自然就是各種事實所構成，立基於所有通用的法則。大自然就是各種法則建構出來的產物。

不管是對大自然或對科學來講，事實都可分為以下兩種：一種是透過觀察得到的事實，一種是嚴謹推斷得出的事實。古代的科學家為我們建立了這兩種尋找真相的方式，並想找出它們之間的關聯。

透過觀察得到的事實被稱為現象——我們看到的和感知到的各種徵象，它們構成了一個有形的世界。

但在這裡，一開始我們就碰到了歸納科學的第一個錯誤，而且從那個錯誤開始，物理學就徹底迷失了方向。

不管物理學如何否認，所有的經驗都證明，有形的世界並非真正的世界，我們可以稱它為影子世界或幻象世界。在這個世界裡，無知的人與野獸分享知識，在這個水準上，所有的人都是一樣的層次，直到他們在神的國度裡看到了光。

現代科學的諸多理論都是建構在幻象世界裡的種種發現上面，它所信奉的是「眼見為憑」，因此認為生命是一連串化學變化的體現。

但是，觀察到的化學變化都只是結果而已，而這些結果是由不可見的因所生成的。每一個因都是一種力量或法則，由宇宙力量構成，並在法則的控制與指引下運行。

透過觀察來尋找真相的科學家們，看到的是大自然錯誤的一面。他們活在幻象的世界裡，卻渾然不知。

撼動社會核心的驚天真相，在粗淺的觀察者看來卻是毫無意義的；而對於那些真正的哲學家、通透的思想家而言，真正的法則是無價之寶。

要是我們一定要弄清楚生死背後的奧祕，就必須去發現那個真正的世界，那才是萬物背後的因，以及萬物運行不可見的力量及法則。

人類具有推理的珍貴能力，而推理的第一個任務就是從可見的去推斷不可見的，從物質的去推斷性靈的，從可知的去推斷不可知的。就這方面來說，推理是現代科學從未使用過的一種能力。假如現代的科學家真正用過他們的推理能力，就不會接受進化論了。

事實卻是，現代的科學家無視於由推理得出的真相。他們認為，除非得到確切可見的證據，否則所有推斷的事實都是毫無價值的。這就可以理解為何有關生命法則、宇宙智慧及造物主等觀念會被現代科學斥為無稽之談了。

古代的了悟者認為，要是不具備對於物質世界的精確知識，人類是無法揭開那個廣大、不可見世界的奧祕的。此外，他們也假定靈性或不可見的世界是與物質世界直接相通的，而且其中心就位於生物體的內部。他們把那個中心稱為靈（Spirit），對他們來說，那是打開生存奧祕的一把鑰匙。

透過念力、發展潛能，他們得以連結到那個神聖的中心——上帝。《路加福音》用這句話來說明一切：「神的國度就在你們裡面。」

了悟者們不是空想家或卑微的夢想家，他們也不是臣服於野心的奴隸。這個世界永遠不瞭解他們，他們是神聖性靈世界裡最閃耀的星星。

了悟者所遵循的古老教義，都是他們從大自然中所發現到的真相，他們從中演繹出一套哲學及宗教的科學系統，與宇宙法則同聲共鳴。為了能夠長久傳承不被破壞，他們運用各種令人眼花撩亂的象徵符號、寓言、比喻、神話及傳說，巧妙地隱藏了這個系統。

這個系統的文字記載被統稱為古代聖典。它們不是要廣泛流傳，而是特意隱藏，以免古代智慧遭到毀壞。因此，歷代的專制君主找不到任何線索，無法破譯那些象徵符號、寓言、隱喻、神話及傳說，誤以為這些東西毫無價值，對王權不具破壞力，於是古代智慧得以保存了下來。

即便是牧師，也對聖典中隱藏的古代智慧渾然不知，不然他們就不會照本宣科地教導人們：「人若不是從水和聖靈生的，就不能進入神的國。」

人的靈就是上帝的映射，每個人的內在都有神的國度，就如《路加福音》所述：「神的國度就在你們裡面。」這就是人身為何不只是肉身的證據所在。

靈性生活是指發展內在的靈性意識，並非僅僅遵守一些信條而已。我們有限的理解力、扭曲的幻象、社會的綁縛，以及受到控制的腦袋——這些都是現代教育下的自然產物，是為了用來制服我們內在的靈，讓人們老老實實服從組織打造出來的社會模式。

當我們對內在神的國度瞭解得更多，就會揚升到一定的高度，意識到我們的身體只是一個肉身載體，為了讓靈能在物質層面運行的一個工具而已。人身之內的宇宙之靈賦予我們生命力並生出意識，如此身為人的我們才能看、聽、聞、感覺、思考及推理。

屬於亞歷山卓神祕教派的阿理皮利（Alipilli）說過：

你要是一心想投入自然的極究之境，我要奉勸你，倘若你還認為你所尋求不在你的內在，你將永遠無法在身外獲得。身為人，這個宇宙天體並沒有那麼神祕及高不可攀，因為人就是神以其自身的靈性形象所創造出來的。在大自然的學生之中，誰想真正出類拔萃，再沒有比研究自己更好的了。所以，我要高聲宣告：「人啊，你要知道，在你的內在，藏著珍寶之中的珍寶。」

——《太陽系宇宙法則》（*Solar Logos*）

這個完美的宇宙科學系統，發展於百萬年前，而且世代相傳。不同時代的專制君主都試圖破壞這個古代系統，但一直到君士坦丁大帝及其繼任者才得遂心願。傳教士大衛・李文斯頓（David Livingston）把這個事件概括如下：

這是一個真實的歷史事件。基督教的捍衛者（君士坦丁大帝），為了達到他獨掌世界宗教大權的狂妄野心，派遣使臣到東方去，只是為了要破壞他們神聖的教義，這樣他就能統治天下的人——不僅控制他們暫時的肉身命運，還要控制他們的靈性命運。

他先把各個國家的兩千名博學者傳喚到尼西亞大公會議，從中瞭解了這些東方教義不可估量的價值。這些學者隨身帶著他們最經典的啟示錄，君士坦丁的基督教聖經就是從這些神聖經典中汲取精華而編成的。

在汲取最好的精華之後，使臣們受命要不惜一切代價毀掉幾十萬年來積累的無價經典，比如波斯古經（Avestas）啟示錄，其中記錄了西元前七千年查拉圖斯特拉（Zarathus-thra，即瑣羅亞斯德）的生活及教義，他是外界所知最古老的揚升大師之一；還有印度的吠陀經典，記錄的是大梵天的種種神蹟。

為了遂行這場罪惡滔天的大毀滅，西元三九〇年，修道士卡斯圖里歐斯（Costullius）陰謀策畫要摧毀當時規模最大的亞歷山卓圖書館，但只摧毀了一部分。到了西元六四〇年，在三個基督教大祭司的教唆下，此一陰謀終於達成。

摧毀聖典的大動作，是在西元三二五年尼西亞第一次大公會議上由君士坦丁大帝下令的，此後全歐洲逐漸陷入陰沉沉的黑暗之中，一直延續至今。這也是為何基督教世界會擁有那樣一套科學系統的原因。

那次會議並沒有任何公開的資料，但還是有一份祕密報告藏在羅馬梵蒂岡的文獻之中。到了一定等級的牧師，都有資格翻看這份資料。摧毀古代智慧的荒唐事實在執行得太好了，以至於西元五世紀中期的君士坦丁堡牧首約翰一世（Chrysostom）會說：「古老世界的哲學及文獻都從地球上消失了，完全沒有留下蛛絲馬跡。」

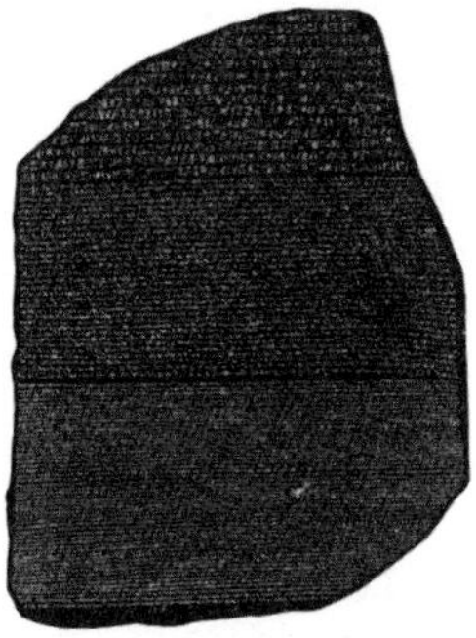
羅塞塔石碑

對於長達一千四百年的黑暗期來說，他的話真的一語中的。但是凡走過必留下痕跡，到了一七九六年，真理之光出其不意地再次降臨：拿破崙軍隊在埃及尼羅河三角洲挖戰壕時，無意挖出了現在非常著名的羅塞塔石碑（Rosetta Stone）。上面銘刻著古埃及法老托勒密五世（Ptolemy V）的詔書，這是西元四世紀時被負責銷毀的君士坦丁大帝軍隊所埋在地底下的。

羅塞塔石碑的內容，經法國歷史學家商博良（Champollion）破譯後震驚了全世界；因為它講出了原本被認為會永遠掩埋於歷史洪流的古代真理之聲，表明了古代的了悟者並非迷信的異教徒，而是最高段的科學家。

現在還有一本大師級的作品——《榮耀的復活》（*The Glorious Resurrection*），你們將會在這本書中發現古代了悟者對宇宙科學、哲學及宗教最完整的論述。古代智慧再度重見天日，光芒依然耀眼。

第21章　重生，你能做的最佳選擇

承認自己靈性貧乏的人多麼有福啊！他們是天國的子民。

——《馬太福音》第五章第三節

遭受君士坦丁大帝及其後來者鎮壓的古代密教、靈知及神祕學，都被小心翼翼地保護著，而且只傳給極少數人。這些人都值得被傳授心印，就如箴言所指：「被召的多，被選的少。」《啟示錄》（*Apocalypse*）是新約最後一卷，很多世紀以來，大家都試圖從歷史角度來詮釋；但在多次嘗試失敗後，又被詮釋為對未來的預言。

假宗教之名的世紀大騙局

印刷術的發明，終止了《聖經》的竄改。這讓倫敦的紅衣主教沃爾西（Cardinal Wolsey）在一四七四年的牧師集會上說道：「要是我們不把這項危險的發明毀掉，總有一天它會把我們毀掉。」

印刷術發明之後，當局曾試圖要控制印刷業。首先開印刷廠需要申請執照，但隨著更多的人學到這項技術後都轉入地下，印刷出了很多揭露真相、被列入「禁書名單」的書籍。這一類的書一經發現就會被燒掉，很多情況下連作者也被燒死。

輕信的大眾認為現在應該不會再發生這種事了，因為所有人都渴求真相。但事實恰恰相反。一九〇一年五月七日，《紐約先驅論壇報》（*New York Herald*）報導，哈尼牧師（the Rev. Harney）在紐澤西州新布朗茲維市（New Brunswick）的聖彼得羅馬天主教教堂布道時說：「我一點也不懷疑，如果天主教徒強大到能阻礙，必要時甚至會以死亡來阻止異教的錯誤思想在大眾中傳播，我會說這樣做是對的。」

在這個例子中，「異教傳播的錯誤思想」指的是滋養心靈的真知灼見，以及將人從固有的社會模式圈套裡解放出來的真理。

我沒有攻擊任何教派的意思，而是在講述一個冷酷的事實。假如你的教派教義與宇宙法則相反，卻無法正視這個事實，那麼你的信仰就是建立在一個非常脆弱的基礎之上。

據說《啟示錄》是聖者約翰寫成的，《約翰福音》據說也是出自他的手筆。但是《聖經》卻說他其實是一個無知的、沒有學問的漁夫（見《馬可福音》、《使徒行傳》）。

這兩卷經文並非一人寫成。《約翰福音》，摘抄自達米斯（Damis）所寫的關於了悟者阿波羅尼奧斯（Appollonius）[23]的傳記。達米斯是希臘歷史學家，而且是這位了悟者最鍾愛的門徒，而他也非常敬愛這位了悟者。新約的編者刪去了阿波羅尼奧斯的名字，換以耶穌之名。然後企圖銷毀原作——但其實沒有成功。

達米斯是出色的作家，在《約翰福音》裡還引用他的了悟者箴言來定義生命：「賜人生命的是靈，肉體沒有什麼用。」那是現代科學遠不能及的。

《啟示錄》以象徵及寓言手法講述了人類的科學及重生的祕密，現代科學還未達到那個水準。它還談到《創世記》中關於人墮落的寓言，其實都是在講人體及其最深層次的功能。《啟示錄》令神學黯然失色，教堂牧師也無法假裝理解。他們承認，《啟示錄》是一個未解的，而且可能永遠都無法解開的謎。雖然他們以「啟示」二字來命名，但對他們來說，實在沒有從中體會出什麼東西來。

人類是古代教義的主題，而《啟示錄》就是解開人類重生之祕的關鍵。《馬太福音》第十九章二十八節：「你們這跟從我的人，到重生（復興）的時候，人子坐在他榮耀的寶座上，你們也要坐在十二個寶座上……必要得著百倍，並且承受永生。」說得其實很模糊，也沒有證據顯示，那些聽了這話的人何時、何地，以及怎樣去獲得「重生」。

儘管世俗大眾似乎理解不了《啟示錄》，無論他們的心智多麼通透，頭腦如何聰明，又是如何博學。但對古代神祕學的教徒來說，《啟示錄》的大意是非常清楚的。世俗大眾之所以無法理解其中的含意，是因為它是以多重掩飾的象徵性語言來講述人體、七大靈性中心及其十二大功能。

靈性知識的獲取，其實就是再次記起那個被禁錮在物質之中，原本就和神之國度連接的化身自我（incarnating Ego），那是你靈魂體中神性的那一部分。神聖記憶可以再度被喚起，但只能透過保惠師（Parakletos）[24]的協助才行，而這種協助就是一種重生的力量。

據古代了悟者所言，其實真正的知識都來自於對「與神同在的所有事物」的追憶。據說要是有人啟動了盤踞在海底輪的昆達里尼（Kundalini，又譯拙火），也會發生上述類似的情況。當昆達里尼往上流動，穿過銀鏈（脊柱），就會啟動生命體的七個乙太中心，然後進入金碗（即顱骨，見《傳道書》）。達到這種程度的人就是《啟示錄》裡的英雄，被稱為「得勝者」。

23. 阿波羅尼奧斯出生於西元前一世紀末，後來醉心於畢達哥拉斯式的生活，一生不再食肉，只吃水果和蔬菜，赤足行走，他也有死而復活的記載。

24. 耶穌稱聖靈為parakletos，在《約翰福音》中耶穌對門徒說：「你們若愛我，就必遵守我的命令。我要求父，父就另外賜給你們一位保惠師，叫祂永遠與你們同在，就是真理的聖靈，乃世人不能接受的；因為不見祂，也不認識祂。你們卻認識祂，因祂常與你們同在，也要在你們裡面。」

生命精氣的流失

人生而完整。我們的身體結構注定了可以跟兩個世界溝通，一個是靈性世界，一個是物質世界，前者是永恆的，而後者則是短暫的。我們身體的各個部位及器官，都與宇宙的每一種力量及元素相對應且協調一致。

凡是新皈依的教徒都要被傳授古代密教裡的科學知識，而那些知識就隱藏在《啟示錄》中。那是古代的神祕學，而這些學問必須被隱藏壓制，才能把無知的人類一直蒙在鼓裡。一旦人知道自己是永恆的，就不再需要牧師和救世主了。

現在的文明人類其實是退化的，他們失去了與更高世界連接的意識能力，也很快就會丟失通曉更低世界的能力。他們的五種感官能力一直在退化中，而精神錯亂的人卻一直在增多，而且速度驚人，這樣的情況因為邪淫失控而更加嚴重。

要是精氣沒有被無端消耗的話，就能用來延續日漸老化的生命，而且會提升所有的身體能量。生命的精氣是人體內最珍貴的體液，而且產生這種精氣的性腺也是體內最重要的內分泌腺體。

人類的生殖功能發揮作用的地方，那個「罪與恥辱」的黑暗之地，數個世紀以來一直都被教會拷上枷鎖。但當我們得到靈性食糧，靈魂真正獲得解救時，這種枷鎖就會自動消失了。

要是我們能被恰當告知，那些種子腺體是人體最神聖的腺體，那麼討論到這個話題時，我們就不會畏畏縮縮和難堪了。

已故的俄國醫生賽奇・甫洛諾夫（Serge Voronoff），享年八十五歲，他因為異種移植實驗而聞名世界。為了讓人重現青春活力，他把黑猩猩的睪丸移植到人體內。

他以為自己找到了永保青春的祕密。他研究失去性腺的寶貴液體，對太監、被閹割的馬、豬及其他動物造成的影響。他看到的是，失去性腺及其分泌的液體後，會讓這些動物喪失原有的雄風。不管是人是獸，結果都一樣。

甫洛諾夫因此推論，衰老的人實質上就是「太監」。因為他們已經耗盡了生命的精氣，虛弱及老化影響著整個身體及大腦。他們的性腺不再能分泌身體及大腦所需要的生命精氣，身體自然就步入了衰老。

內分泌腺體是生物體的化學大師，其他所有組織的運行都要仰賴它們的分泌物，而其中性腺則領導並掌控著內分泌系統。它們是生命的腺體，製造生物體內最精細也最有活力的液體。邪淫會導致這種液體流失，減弱大腦的力量，降低意識能力。

為此，這些腺體也被稱為「破壞性的腺體」。交配繁衍時，人體會流失大量的生命力及生命物質。而比這個更糟糕的是，僅僅為了享樂而縱欲，白白浪擲了寶貴的生命精氣。

古代的了悟者把這種物質稱為「生命精氣」，真的是名副其實。他們非常清楚當精氣流失之後，身體會遭受到何種損壞。反映在生理上的事實，證明他們說的沒錯。

與繁衍力有關的一則寓言

一旦我們知道《啟示錄》的主題，大量的寓言立刻就能解開其中意義。而一旦我們知道它涉及的是人類及重生，我們就會明白，它所談的既不是歷史事件，也不是未來世的預言。《啟示錄》第十二章：「有一個婦人，身披日頭、腳踏月亮、頭戴十二星的冠冕。」既不代表救世主，也不意味著替代式的贖罪。在此，太陽象徵至高無上的力量，啟動繁衍這個功能；月亮代表生成的生命及繁衍力；十二星則象徵人體的十二大主要功能，以黃道十二宮的標誌為代表。而這位偉大的母親通過身體的重生及靈性力量，已經掌控了這十二大功能。就在婦人要生產時，天上又出現了異象，一條七頭十角的大紅龍現身了。正等著她生產後，要吞吃她的孩子。這段其實隱喻墮落後的人，血液裡流淌著的破壞性肉欲。

很少有人知道，其實繁衍的兩個法則已經明確地在古代聖典中出現了——靈性法則及肉體法則。關於這兩條法則，保羅說道：「但我覺得肢體中另有個律和我心中的律交戰，把我擄去，叫我附從那肢體中犯罪的律。」（《羅馬書》第七章二三節）

在神聖的古代密教中，新皈依的教徒要面對猛龍，這猛龍會攔住通往更高等生命的道路。牠對人類傳達的永恆訊息是：「我是你的動物屬性，假如你想成為更高等級的生命，就必須掌控得了我。」就如《哥林多前書》第七章第一節強調的：「男不近女倒好。」現代生物學也證實了古代聖典的觀點；繁衍對生物體的消耗，早晚會毀掉生物體，這種犧牲消耗的是生命精氣，交歡時必定會消耗的精氣。

生物學也顯示，很多低等動物的既定法則是：交配之時就是死亡來臨之時。比如，有些昆蟲活著只是為了繁衍後代，一交配完就死掉了。生物學家瑪格麗特．莫利（Margaret Morely）寫道：

> 經常可見的，那些構造複雜但依然低等的生命，母體真的會把整個身體都分解為繁衍用的材料，這種材料的長成會導致母體死亡。比如說，某些非常低等的生命，母體最後會變成僅剩一個殼來支撐後代，一旦後代長成後，牠就裂開殼讓牠們出去，這樣母體也就死掉了。
>
> 某些卵生動物，母體在產下卵後就分解掉了；即使高等如昆蟲，有的母體也會為了繁育後代做出相同的犧牲。
>
> ——《生命和愛》（*Life and Love*）

在清晨的陽光下，蝴蝶輕快地飛舞著，展示生命的靚衣，然後交配、死去。雌雄快速飛行接近彼此，相見、擁抱，在很短的時間裡，愛之旅就以死亡作結。

為了這次飛逝的存在，牠們歷經好幾個月的準備，等來的是最高的犧牲。

雄蝶「飽享生命的饋贈，完成牠生來就被賦予的任務。在這最後的一次行動中筋疲力竭，昏死了過去」，在短暫的愛之旅中從最高的喜樂滑向宿命的死亡。

雌蝶在某株植物上產卵，繼而飛走，植物的葉子承載著牠的後代，而牠注定永遠也看不到牠的後代了。產卵後，牠也會死去。

在植物界中，很多種植物都是一完成繁衍任務就立刻死去。它們成長、成熟、開花、結籽，然後死去。

但有些植物更像高等的動物，它們會在繁衍後休養生息。但即便是在這種情況，繁衍多產也意味著早衰。由此可見，無論是動物或植物，繁衍子代都意味著要犧牲自我。這個法則，在生物圈中無一例外。

養過鳥的人都知道，育種鳥兒的壽命比不育種的要短得多。籠養鳥的權威人士詹姆斯．高德（James S. Gould）寫道：「好好養護的金絲雀可以活十五到二十年，可以歡唱到生命盡頭。而那些用來育種的鳥，活不到十年。」

長得快、成熟得快，代表繁衍功能會用得比較早；那麼接下來，就準備迎接早衰與早死了。長得慢、成熟得比較晚，繁衍功能就會用得比較晚，那麼老化也會來得晚，自然就比較可能長壽。

根據《創世記》，亞當第七代子孫瑪土撒拉（Methuselah）一百八十七歲時生了拉麥（Lamech），瑪土撒拉一共活了九百六十九歲。拿鶴（Nahor）二十九歲時生了他拉（Terah），但拿鶴只活了一百四十八歲。

繁衍法則與長壽法則是相反的，證明古代了悟者十分清楚人類生理學，否則不會寫出這樣的話：「人自消耗精氣進行生殖的那一天起，就被籠罩在死亡的陰影裡。」（《創世記》：「只是分別善惡樹上的果子，你不可吃，因為你吃的日子必定死。」）

七大靈性中心

《啟示錄》第五章，也是一個有關身體及重生的寓言。這個寓言說明這樣一個事實：宇宙在物質形式的開發及安排中，是通過「七」這個數字來運作的。（《啟示錄》：「我看見坐寶座的右手中有書卷，裡外都寫著字，用七印封嚴了。」）

彩虹的七種顏色，揭示了在清透的光中包含了其他物質；七印則象徵身體的主要靈性中心，乙太力量透過這些靈性中心發揮作用。[25]

宇宙輻射（能量）被大腦接收，大腦是這些中心之首，就像一台收音機接收空中信號一樣。這些輻射會根據波長、色譜，以及身體不同部位對波的不同需求，透過大腦被運送到其他中心；最後經由神經內外的乙太（神經）液體被運送到全身。

正如「四個宇宙身體」所講的，物質身體完全依賴於乙太體。因為所有原始的力量都是自上而下流動的，從正極流向負極，假如我們在這樣的循環流動中設置任何障礙，都會減緩流動。一旦乙太流的振動頻率減緩，就無法傳送足夠的生命力給這個物質身體了。

生命之流循環發生阻滯，是人體墮落、退化、失去靈性力量、老化，最後死亡的原因。我們前面已經探討過生命之流的管道是如何被阻滯的，以及為何會被阻滯、堵塞的原因。一旦阻滯不流通就會削減生命力，使細胞運轉降到生命振動力以下，代表死亡即將來臨。

古代聖典，從《創世記》到《啟示錄》，以及其他未被收錄到《聖經》裡的典籍，從寓言、隱喻、傳說到象徵，都是跟人類、人類的墮落及救贖息息相關。

25.這些描述都跟人體七個主要脈輪（人體的能量中心）有關，可以看出東西方關於能量的理論都是相通的。

國家圖書館出版品預行編目(CIP)資料

人本食氣：重返人類最適飲食及無病生活/希爾頓．赫特瑪(Hilton Hotema)著；白藍譯. -- 二版. -- 臺北市：橡實文化出版：大雁出版基地發行, 2023.02
面； 公分
譯自：Man's higher consciousness

ISBN 978-626-7085-67-7（平裝）

1. 健康法

411.1　　111021259

BX0010R

人本食氣：重返人類最適飲食及無病生活

Man's Higher Consciousness

本書內容純屬作者個人見解，不代表本社立場，所提及之飲食方式請斟酌個人健康狀況審慎為之。如果您對個人健康有疑慮，請諮詢專業指導者的協助。

作　　者　希爾頓．赫特瑪（Hilton Hotema）
譯　　者　白藍
責任編輯　田哲榮
特約主編　莊雪珠
封面設計　小草
校　　對　魏秋綢

發 行 人　蘇拾平
總 編 輯　于芝峰
副總編輯　田哲榮
業務發行　王綬晨、邱紹溢
行銷企劃　陳詩婷
出　　版　橡實文化 ACORN Publishing
地址：10544臺北市松山區復興北路333號11樓之4
電話：02-2718-2001　傳真：02-2719-1308
網址：www.acornbooks.com.tw
E-mail信箱：acorn@andbooks.com.tw
發　　行　大雁出版基地
地址：10544臺北市松山區復興北路333號11樓之4
電話：02-2718-2001　傳真：02-2718-1258
讀者傳真服務：02-2718-1258
讀者服務信箱：andbooks@andbooks.com.tw
劃撥帳號：19983379　戶名：大雁文化事業股份有限公司

印　　刷　中原造像股份有限公司
二版一刷　2023年2月
定　　價　380元
ISBN　978-626-7085-67-7